ANALYTISCHE PSYCHOSENTHERAPIE

2 Anwendungen

Springer-Verlag Berlin Heidelberg GmbH

Paul Matussek

ANALYTISCHE PSYCHOSENTHERAPIE

2   Anwendungen

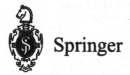

Springer

Prof. Dr. med. Dr. phil. Paul Matussek
Vorstand der Stiftung für analytische Psychiatrie
Hörwarthstraße 18, D-80804 München

ISBN 978-3-642-63854-1

2. Nachdruck 2001

Die Deutsche Bibliothek – CIP-Einheitsaufnahme
Analytische Psychosentherapie / Paul Matussek. – Berlin ; Heidelberg ; New York ; Barcelona ;
Budapest ; Hongkong ; London ; Mailand ; Paris ; Santa Clara ; Singapur ; Tokio : Springer Forts.
zu: Beiträge zur Psychodynamik endogener Psychosen. – Literaturangaben NE: Matussek, Paul.
2. Anwendungen. – 1977. ISBN 978-3-642-63854-1   ISBN 978-3-642-59111-2 (eBook)
                          DOI 10.1007/978-3-642-59111-2

© Springer-Verlag Berlin Heidelberg 1997
Originally published by Springer-Verlag Berlin Heidelberg New York in 1997

Datenkonvertierung: Fotosatz-Service Köhler OHG, 97084 Würzburg
Gesamtherstellung: Druckpartner Rübelmann, Hemsbach
Einbanddesign: de'blik, 10999 Berlin
SPIN 10844155   25/3111 - 5 4 3 2 1 0 – Gedruckt auf säurefreiem Papier

Vorwort

Es gab immer in der Geschichte der Medizin diagnostische und therapeutische Modetrends. Sie sorgten für bestimmte Diagnosen und Thera-
pieverfahren, aber nur auf Zeit. Verbesserte Methoden lösten sie ab. Ob
sie dauerhafter sind, läßt sich selten voraussagen.

Das Schicksal der analytischen Psychosentherapie kann diese These
gut belegen. Anfangs wurde sie von Psychiatrie und Psychoanalyse
gleichermaßen als undurchführbar oder wirkungslos abgelehnt, dann
aber von der letzteren begierig aufgegriffen und eingesetzt. Neue
Theorien, wie etwa die von Melanie Klein, Rosenfeld, Federn oder
Lacan, öffneten den therapeutischen Zugang zu den Psychosen, den man
vorher nicht fand. Auch wenn diese Versuche von den meisten Psychia-
tern und Psychoanalytikern heute kaum noch verstanden und beachtet
werden, haben sie der Wissenschaft doch die Erkenntnis hinterlassen,
daß sich Psychosen nicht einfach aus einer bestimmten Erbkonstellation
entwickeln, sondern aus einem sehr komplexen Ursachengeflecht entstehen.

Deswegen bemühten sich auch nichtanalytisch orientierte Psychiater
und Psychotherapeuten um das Verständnis dieses Prozesses. Ihre therapeutischen Erfolge sind aber weitaus geringer als die der medikamentösen Behandlung der Psychosen. Die Psychopharmaka beherrschen
Klinik und Nervenarztpraxen. Weder hier noch dort hält man es für nötig,
auf die Lebensgeschichte etwas genauer einzugehen, nicht nur aus kas-
senrechtlichen Gründen. Man glaubt auch heute noch weitgehend an die
heilenden Kräfte der chemischen Mittel. Um so verwunderlicher ist der
Weglaufeffekt, d. h. die Ablehnung jeder medikamentösen Therapie von
immer mehr Patienten. Es gibt wohl keine andere Sparte der Medizin, wo
Anpreisung durch die Fachleute und Ablehnung durch die Betroffenen so
weit auseinanderklaffen, wie in der Psychiatrie. Das liegt aber nicht
allein an den Medikamenten, sondern auch an der Unseriosität zahlreicher neuerer, schnellerer, laienhafterer Psychotherapiemethoden. Die
analytische Psychosentherapie blieb damit fast völlig auf der Strecke.

Die Kassen zahlen nur begrenzt; entscheidend aber ist, daß die
wenigsten Psychiater die Voraussetzung für die Durchführung einer analytischen Psychotherapie haben. Auch analytisch ausgebildete Psychiater
haben im allgemeinen keine Erfahrung mit der Psychotherapie von
Psychotikern. In den außeruniversitären Ausbildungsinstituten fehlt
meistens jegliche erfolgversprechende Einweisung in diese Art der

analytischen Psychotherapie der Psychosen, die sich wesentlich von den neurotischen oder anderen Persönlichkeitsstörungen unterscheidet.

Meine Mitarbeiter und ich haben das bei unserer psychoanalytischen Psychosentherapie an der Forschungsstelle für Psychopathologie und Psychotherapie in der Max-Planck-Gesellschaft erfahren. Ein in diesem Band genauer skizzierter Unterschied zur Psychoanalyse von Neurosen ist der, daß das Verhältnis von Bewußtem und Unbewußtem eine geringere Rolle spielt als das zwischen privatem und öffentlichem Selbst. Das Phänomen des Geheimnisses ist entscheidender als das der Verdrängung.

Um unsere Erfahrungen nicht als gelegentliche Ausnahmefälle miß-zuverstehen, haben wir uns um eine statistische Ausarbeitung unserer psychoanalytischen Arbeit bemüht. Wir konnten so nicht nur den Erfolg oder Mißerfolg, sondern auch die Kombination mit Psychopharmaka in ihrem Wert und Unwert beobachten. Ein nicht geringes Nebenprodukt unserer Arbeit war die Erkenntnis, daß trotz eines psychoanalytischen Ansatzes bei der Einzel- und Gruppentherapie die theoretischen Implikationen, die zum Erfolg führten, sich verändern können, ja verändern müssen. Uns ging es nicht primär um die Untermauerung einer als richtig erachteten Theorie, sondern um den optimalen Effekt der psychoanalytischen Betreuung. Dabei mußten Variationen der Technik in Kauf genommen werden, die wir in unserer Arbeit an den entsprechenden Stellen genau bezeichneten. Jedenfalls mußten wir uns von der durch Freud, Jung und Adler eingeführten nicht selten willkürlichen Beweisführung einer bestimmten Theorie trennen.

Ich greife daher im 2. Band auch auf die Darstellung öffentlich bekannter Persönlichkeiten zurück. Es ist für den Außenstehenden leichter, an solchen den Wert des von mir eingeführten Paradigmas zu demonstrieren, als an einzelnen Krankheitsfällen aus unserem umfangreichen Material. Zwar werden wir auch auf diese bei Detailfragen zurückgreifen – schließlich waren sie es ja, die unser psychoanalytisches Verständnis begründeten und mit wachsender Erfahrung verbessern ließen – aber die große Linie demonstrieren wir an einigen öffentlichen Persönlichkeiten, über die eine reichhaltige biographische Literatur existiert. Im Unterschied zu unseren Patientenbiographien haben sie den Vorteil, allgemein bekannt zu sein. Daher versuche ich, an ihnen das Wesen und die Bedeutung des Paradigmas von öffentlichem und privatem Selbst für die Entwicklung von schizophrenen und depressiven Tendenzen zu zeigen. Diese Demonstration ist letztlich nichts anderes als die von Kranz nachgewiesene Dimension Schizophrenie – Depression, ohne auf die von ihr abhängigen Krankheitsstörungen einzugehen. Der Pol „Schizophrenie – Depression" bzw. der Doppelaspekt „Öffentlich-Privat" ist das Paradigma, das wir nach den Darstellungen im 1. Band noch ausführlicher demonstrieren und die Konsequenzen für die Therapie aufzeigen wollen. Für die Seite des schizophrenen Pols stehen als Beispiele Carl Gustav Jung, Martin Heidegger und Axel Springer, für den depressiven Pol sind Virginia Woolf und Marcel Proust in einer späteren Auflage vorgesehen.

Zu danken habe ich zunächst den früheren Mitarbeitern an der Forschungsstelle für Psychopathologie und Psychotherapie in der Max-Planck-Gesellschaft. Ich habe sie im Vorwort der „Beiträge zur Psychodynamik endogener Psychosen" (1990) genannt. Sie haben sowohl bei den Depressionen wie auch bei der Schizophrenie als Therapeuten oder Statistiker gearbeitet. Das Ende der Forschungsstelle verhinderte die Fortsetzung der gemeinsamen psychodynamischen Forschung. So mußte ich nach meiner Emeritierung alleine den Erfahrungsschatz in einer verbesserten analytischen Theorie fruchtbar zu machen versuchen. Daß ich hierbei die Möglichkeit fand, neue Gedanken ausreifen zu lassen, verdanke ich wiederum der Förderung durch die Stiftung für analytische Psychiatrie.

Mein Neffe, der Berliner Kulturwissenschaftler Dr. Peter Matussek, begleitet das Projekt seit 1991. Er bearbeitete den ersten Band und führte die Biographien von Grillparzer, Camille Claudel und Glenn Gould aus. Auch an diesem 2. Band hat er auf allen Stufen des Reflexions- und Entstehungsprozesses mitgewirkt. Die Lebensgeschichte Heideggers hat er – nach den von mir vorgegebenen und zu verantwortenden psychiatrischen Vorgaben – verfaßt. Ihm gilt mein besonderer Dank. Für Korrekturarbeiten und spezielle Recherchen zu den Modellfällen Heidegger und Springer sei auch Godehard Pünder und Dr. Jan Marbach herzlich gedankt.

München, im September 1996   PAUL MATUSSEK

Inhaltsverzeichnis

A Zur Notwendigkeit einer phänomenologischen Öffnung der psychoanalytischen Theorie

Rückblick auf ein Jahrhundert psychiatrischer Forschung

Übersieht man das letzte Jahrhundert psychiatrischer Forschung und Praxis, so stellt man eine Dominanz körperlicher Erklärungsmuster für Ursache und Therapie von Psychosen fest, angefangen bei genetischen, bis zu neuroanatomischen und neurochemischen Paradigmen.

Im Jahre 1949 erhielt der portugiesische Psychiater Egar Moniz, zeitweilig auch Außenminister seines Landes, den Medizinnobelpreis für die therapeutisch wirksame Durchtrennung bestimmter Hirnregionen, genauer, der Verbindung zwischen dem Sitz des Denkens und dem der Gefühle. Die Fachwelt war von dieser Entdeckung so beeindruckt, daß der Nobelpreis für Moniz in auffallender Eile beschafft werden konnte, etwa im Gegensatz zu Freud oder Jung, deren Entdeckungen weniger bedeutend erschienen.

Die Ehrung entsprach nicht etwa der Weitsicht einiger weniger Spezialisten, sondern der Sehnsucht fast aller Psychiater, endlich einmal eine wirksame Waffe gegen die „Dauerverblödung" von Schizophrenen in der Hand zu haben. Daß man diese Waffe im Anatomischen fand, entsprach der „Jahrhundertüberzeugung" von der körperlichen Ursache der Schizophrenie: Geisteskrankheiten sind Gehirnkrankheiten. Daß die Waffe bald stumpf wurde, hatte man zu spät erkannt. Die Kranken dämmerten weiter vor sich hin, ohne sich über die Stimmen oder den Wahn aufzuregen. Hätte man damals schon den aufregenden Befund nicht anatomisch, sondern auch psychologisch zu erklären versucht – nämlich nicht die anatomische Ausschaltung der Gefühle, sondern deren Reaktivierung und Integration – wäre der Psychiatrie manche „Seelenleiche" erspart geblieben.

Aber die Hilfe einer psychodynamischen Interpretation war von der Psychiatrie als Wissenschaft nicht zu erwarten. Die Psychiater sahen zwar das Unheil, das sie mit ihrer „Durchtrennungschirurgie", der Leukotomie, angerichtet hatten, konnten sich aber von dem physiologischen Modell der Schizophrenie nicht trennen. Dabei kam ihnen die Entdeckung der Psychopharmaka entgegen. Jetzt endlich – und endgültig – schien die therapeutische Ohnmacht der Psychiatrie beendet. Die Anstaltstüren, hinter denen man bisher die Geisteskranken verschließen zu müssen glaubte, öffneten sich.

In den folgenden Jahrzehnten wurden die Psychopharmaka verfeinert und verändert, kombiniert und isoliert, um der Vielfalt der psychotischen Störungen gerecht zu werden. Das Grundaxiom blieb das gleiche: Seelische Störungen sind Folge körperlicher Krankheiten. Wenn auch die Zwillingsforschung zeigen konnte, daß die zu Anfang des Jahrhunderts gültige Formel: „Geisteskrankheiten sind Erbkrankheiten" zur Formel „Der genetische Faktor ist ein Faktor unter vielen anderen Unbekannten" verbessert werden mußte, blieb doch die Überzeugung,

Psychosen müßten medikamentös behandelt werden. Unzählige wissenschaftliche Untersuchungen und Einzelfalldarstellungen sprechen dafür.

Auch in der Psychoanalyse hat das Bedürfnis nach klaren Aussagen zu dogmatischen Verhärtungen und Verdinglichungen geführt. Freuds Modell der Symptombildung als Wiederholung des Verdrängten hat eine immer raffiniertere Rasterfahndung nach unbewußten Lebensereignissen auf den Plan gerufen, über die nach einem Jahrhundert Detektivarbeit festgestellt werden muß, daß sie ihren therapeutischen Zweck meistens verfehlte. Freud selbst hatte bereits in der Zeit seiner Hysteriestudien beobachtet, daß die Symptombeseitigung nicht etwa von einer Aufdeckung der veranlassenden „Urerlebnisse" abhing, sondern von der Beziehung zwischen Therapeut und Patient. Verwundert notierte er seinerzeit: „... selbst die schönsten Resultate (waren) plötzlich weggewischt, wenn sich das persönliche Verhältnis zur Patientin getrübt hatte. Sie stellten sich zwar wieder her, wenn man den Weg zur Versöhnung fand, aber man wurde belehrt, daß die persönliche affektive Beziehung doch mächtiger war als alle kathartische Arbeit" (GW 14:52). Freud zog indessen aus dieser Beobachtung nicht die entsprechende Konsequenz. Diese wäre erforderlich gewesen, um das große Potential der psychoanalytischen Therapie konkurrenzfähig gegenüber anderen Ansätzen zu erhalten, die ebenfalls über das Niveau der einstigen Arbeitstherapie zu Anfang dieses Jahrhunderts hinausgingen. Heute ist die Psychoanalyse nur einer unter vielen Ansätzen, die ihr den Rang der wirksamsten Therapie streitig machen, wie etwa Verhaltens-, Kognitions-, Gestalt-, Gruppen-, Familientherapie und viele andere, kaum noch überschaubare sozialpsychiatrische Behandlungsarten und Selbsthilfegruppen. Generell gilt für diese Hilfsmaßnahmen die Überzeugung, die psychotherapeutische Behandlung sei gleichgewichtig mit der medikamentösen, zumal die Grenze zwischen normal und psychotisch immer enger gezogen wurde. Während man früher viel stärker die kategoriale Eigenständigkeit einzelner Störungen hervorhob, betonte man später, wie z.B. Heimann (1980, 1986, 1989), eher die Unspezifität der Wirkfaktoren für depressive und schizophrene Störungen.

Wirkmechanismen

Ob die oft behauptete Gleichgewichtigkeit von körperlichen und seelischen Ursachen tatsächlich besteht, weiß man nicht genau. Für ihre „Wahrheit" spricht lediglich die soeben skizzierte Entwicklung der Psychiatrie im letzten Jahrhundert. So sehr aber eine langfristige Verbesserung der Therapien festzustellen ist, so wenig besagt sie etwas über die richtige Anwendung im konkreten Fall.

Als Modell für diese Problematik sei folgende Krankengeschichte erwähnt:

Eine bei der Ersterkrankung 30jährige Frau wurde mit den üblichen Antidepressiva behandelt und 6 Wochen nach der Einlieferung als geheilt entlassen. Der Erfolg wurde den Antidepressiva zugeschrieben. Man schloß bewußt jede Art von Psychotherapie aus, die über eine aufmerksame Betreuung durch Arzt und Personal hinausging. Nach 20 Jahren hatte die Patientin sechs weitere Phasen in dieser Klinik durchgelitten. Der Ausdruck „durchgelitten" stammt vom Ehemann, der sich nach einigen Phasen seiner Frau bei mir zu einem Beratungsgespräch einfand. Er erzählte von dem Leiden seiner Frau. Sie hätte im Laufe der Jahre wegen der wiederholten Phasen nicht nur Antidepressiva, sondern auch Neuroleptika und Benzodiazepine erhalten, weil ohne diese „Dreierkombination" manche Patienten nach Auskunft der Ärzte wieder depressiv würden. Zu diesen Patienten gehörte unser Fall.

Aber das Leiden seiner Frau war nicht der eigentliche Grund, warum der Mann der Patientin mich um Rat fragen wollte. Da er wisse, daß seine Frau bei diesen Spitzenwissenschaftlern in guten Händen sei, wolle er sich erkundigen, ob er nun eine andere Frau heiraten könne, mit der er seit Jahren verbunden sei, ohne daß die Ehefrau davon etwas ahnte. Ich sollte ihm als „neutraler Psychiater" sagen, ob eine Scheidung seine Frau noch kranker machen würde als es ohnehin schon der Fall war. Die wissenschaftlichen Betreuer seiner Frau hätten dazu nichts Konkretes gesagt. Sie hätten zwar den Eindruck, daß die Ehe trotz der Depressionen gut sei, aber Genaueres könnten sie ihm nicht mitteilen.

Die Botschaft, die dieser exemplarische Fall vermitteln soll, lautet: Man kann eine ausreichend geprüfte und oft bewährte Methode falsch, d. h. zum Nachteil des Patienten anwenden, wenn der Hintergrund der psychischen Symptomatik nicht ausreichend genau erklärt ist. In unserem Fall benötigte die endogen depressive Patientin immer größere Dosen verschiedener Substanzen – die Notwendigkeit wurde von einem Stab qualifizierter Wissenschaftler festgelegt –, ohne daß die Ärzte sich über eventuelle lebensgeschichtliche Hintergründe der depressiven Phasen im klaren waren. Vielleicht hätte es noch eine Klärung gegeben, wenn sich die Ärzte etwas genauer über die Qualität der Ehe informiert hätten. Dies unterblieb jedoch, und zwar aus den Gründen, die auch in vergleichbaren Fällen die Regel sind: einseitige, hochentwickelte Kenntnis auf dem Gebiet der Medikamententherapie, gepaart mit der Unfähigkeit, seelische Probleme in ihrer Wirkung auf die Erkrankung abzuschätzen. Bestenfalls fahnden diese Ärzte nach Streß-situationen, weil sie sich eine eventuelle seelische Mitursache nur als Streß vorstellen können. Der jedoch besteht für sie vorwiegend in Krankheit, Trennung, Überarbeitung oder Tod eines Angehörigen, aber meistens nicht in der Qualität einer Ehe, z.B. in dem plötzlichen oder allmählichen Entgleiten der Welt, wie es in dieser Ehe der Fall war, ohne daß die Betroffenen es merkten. Die Ehe war in dem skizzierten Fall scheinbar problemlos – nach dem Urteil der Ehefrau und nahestehender Freunde. Warum sollte sich dann ein Arzt noch genauer um psychiatrisch relevante Ehekriterien kümmern?[1]

Wir sind dieser Frage in einer statistischen Untersuchung über die Partnerschaftsprobleme als Auslöser von depressiven Episoden bei 186 Patienten nachgegangen (Matussek u. Wiegand 1990). Es ließen sich zwei Gruppen unterscheiden. Bei der einen besteht die Enttäuschung darin, daß der Partner nicht so ist, wie man anfänglich annahm und erwartete – das sind mehr die neurotisch Depressiven –, während die andere ihren Partner so nimmt, wie er ist, innerlich aber hofft, daß er sich vielleicht ändere. Zu dieser Gruppe gehören die endogen Depressiven,

---

1 Vgl. zur Einschätzung der Ehe durch die Eltern und durch den betroffenen Sohn den immer wieder neu aufgelegten Selbstbericht „Mars" von Fritz Zorn (1995).

wie der oben geschilderte Fall. Nur ist es bei den Mitgliedern dieser Gruppe sehr schwer herauszufinden, wie sie sich denn ihren Partner wünschen. Sie nehmen jeden, wie es sich durch die zufälligen Lebensumstände ergibt, können aber auch nach Klinikaufenthalten und entsprechender medikamentöser Therapie nicht genau sagen, wie ihr Partner eigentlich sein müßte, um mit ihm eine dauerhafte Ehe führen zu können. Hier liegt eine Aufgabe für die in der Beurteilung von Eheproblemen erfahrenen Experten. Ob aber Eheberater in konkreten Fällen wirklich helfen, ist nur am Einzelfall zu bewerten. Im geschilderten Fall hätte auch ein erfahrener Psychiater große Schwierigkeiten bei der Identifizierung der Probleme, die für die krankmachende Verschlechterung der Ehe verantwortlich zu machen sind. Es fehlt immer noch eine Theorie, welche Phänomene wie die geschilderten angemessen beschreiben läßt.

Neben den Schwierigkeiten, den „richtigen" Anlaß zu finden, besteht das grundsätzliche Problem in der Frage, ob überhaupt ein Anlaß für die Entstehung einer endogen-depressiven Phase notwendig ist. Paykel hat das in einer Übersicht über die Bedeutung früherer Verluste für die Entstehung von Depressionen verneint (Paykel 1969), was Ulrike May und ich an unserem Krankengut auch feststellen konnten (Matussek u. May 1990). Die Unklarheit bei der Frage des Anlasses läßt sich verringern, wenn man grundsätzlich zwei Seiten eines Anlasses unterscheidet: die öffentliche und die private. Meist wird nur die äußere Seite berücksichtigt, wie etwa bei dem bekannten Streßmodell. Ein Streß muß aber in seiner Qualität „anlaßwürdig" sein. Kleine Enttäuschungen, wie etwa im alltäglichen Berufs- und Eheleben, dürften danach nicht als Anlaß gelten. Für den außenstehenden Arzt ist die Bewertung der Valenz des Anlasses oftmals kaum möglich, falls er den Anlaß grundsätzlich nicht zweigleisig betrachtet, nämlich von seiner privaten und öffentlichen Seite her. Entlassung aus einer Firma wäre ein Anlaß, aber nur als äußerer Anstoß. Um depressionsauslösend zu wirken, müßte auch das private Selbst entsprechend betroffen sein. Ist das nicht der Fall, weil der Betroffene über private Ressourcen verfügt, z. B. in der Familie, könnte die Entlassung depressionsfrei verlaufen.

Dieser Doppelaspekt des Anlasses zeigt sich deutlich an einem seit Jahrzehnten in den verschiedensten Welt- und Kulturgegenden immer wieder bestätigten Befund: Frauen leiden zwei- bis dreimal häufiger an Depressionen als Männer. Man konnte die Gültigkeit dieser Erkenntnis lange Zeit nicht akzeptieren und suchte nach möglichen methodischen und inhaltlichen Fehlern für diesen eindeutigen Befund. Alles Suchen nach weiteren kulturellen, sozialen, historischen, gesellschaftlichen oder biologischen Gründen führte nicht weiter. Es blieb bei der mehrfachen Häufigkeit von Depressionen bei Frauen im Vergleich zu Männern. Danach begann eine jahrzehntelange Fahndung nach der besten, plausibelsten Erklärung für diesen konstanten Befund. Dieser Prozeß und sein Ergebnis, das übrigens zu den ganz wenigen weltweit gesicherten Befunden bei Depressionen zählt, wird ausführlich von Nolen-Hoeksema beschrieben (1987). Kurz zusammengefaßt heißt das Resultat: Nicht die soziale Rolle, nicht die körperlichen Unterschiede, auch nicht die der Hormone, sondern das Verhältnis zum eigenen Selbst ist entscheidend. Dieses ist bei Frauen wesentlich auf das Innere, das Private bezogen, wie z. B. das Gefühl, während die Männer stärker auf ihr öffentliches Selbst achten. Sie aktivieren das öffentliche Selbst auch als Depressionsflucht, während Frauen bei Depressionen nach innen schauen und, wie Nolen-Hoeksema es ausdrückt, ruminieren, wiederkäuen. Dieses „Wiederkäuen" ist der Grund für die doppelte bis dreifache Häufigkeit von Depressionen bei Frauen im Vergleich zu Männern.

Was könnte aber eine Theorie über diese Wirkungsmechanismen aussagen?

Bedeutung einer Theorie

Wenn in jedem Lebenslauf Ereignisse und Erlebnisse zu finden sind, die dem Leben eine Richtung in die eine oder die andere Charakterstruktur weisen, wäre zu fragen, ob für eine möglichst optimale Psychotherapie eine entsprechende Theorie nötig ist, um diese richtungsweisenden Ereignisse hilfreich zu verstehen. Schließlich bestimmen sie die psychotherapeutischen Maßnahmen, die der Öffentlichkeit in Fachzeitschriften, aber auch in den allen zugänglichen Medien angeboten werden. Während Freud behauptete, Schizophrene lassen sich nicht psychoanalytisch behandeln, weil ihr Narzißmus keine Therapietechniken zur hilfreichen Übertragung ermöglicht, stellten seine Schüler das genaue Gegenteil fest, mit einer entsprechenden Gegentheorie. Jeder Neuansatz war verbunden mit einer anderen Version der Freudschen Grundtheorie und dem Nachweis eines besseren Verständnisses der Psychosen.

Ist dieses Durcheinander der psychoanalytischen Theorien über die endogenen Psychosen kaum noch zu entwirren, erscheint eine Einigung noch weiter entfernt, wenn man die Theorien der nichtanalytischen Psychotherapien hinzunimmt, angefangen bei der Verhaltenstherapie, über Gestalt- und Kognitionstherapie, der Sozialtherapie mit ihren zahlreichen Varianten, bis zu den esoterischen Methoden wie etwa Astrologie, Handlesen oder asiatische Techniken. Keine dieser Therapien beruft sich bei der theoretischen Begründung auf Intuition, sondern auf wissenschaftliche Beweise, die dem Patienten die Wirksamkeit der vorgeschlagenen Therapie plausibel machen sollen.

Allerdings stellt sich die Frage, ob diese Rechtfertigung dem Patienten gegenüber überhaupt nötig ist. Auch erfolgreiche Ärzte können ihr Vorgehen dem Patienten nicht immer theoretisch einwandfrei erklären. Manche Therapie hilft, auch wenn deren theoretische Begründung mangelhaft ist.

Wie weit kann der Patient das Theorienangebot des Arztes kontrollieren? Seine Urteilsunsicherheit gegenüber der „ärztlichen Erklärung wird heute noch durch die Medien verstärkt: „Kraft der zwei Herzen", „Altes Gedächtnis wird wieder jung" und „ähnliche Slogans täuschen Authentizität vor – und sind doch vielfach bloßer Werbetrick. Wenn die angepriesenen Mittel aber helfen, kann eine falsche Begründung ihrer Wirksamkeit dem Patienten egal sein. Schließlich ist bei jeder ärztlichen Maßnahme immer auch mit einem Placeboeffekt zu rechnen, ähnlich dem bei einer Wallfahrt.

So etwas ist auch im psychotherapeutischen Bereich möglich, ja vielleicht noch eher als in der körperlichen Medizin, da die Psychotherapie es ja an ihren Rändern mit einer Reihe alternativer und esoterischer Heilangebote zu tun hat. In der Psychotherapie sah es lange Zeit so aus, als wenn nur wirklich fundierte, theoretisch abgesicherte Verfahren als seriöse seelische Heilverfahren in Anspruch genommen werden könnten. Obwohl schon vor Freud etliche Theorien über die Wirkung von psychotherapeutischer Hilfe bestanden, so z.B. über Magnetismus und Hypnose (Ellenberger 1985), beginnt die seriöse Theorienbildung in der Psychotherapie erst mit Freud und seinen Schülern, von denen Jung und Adler die bekanntesten und einflußreichsten waren.

Die Entdecker des Unbewußten arbeiteten ursprünglich zusammen, trennten sich dann aber, weil sie sich auf eine einheitliche Theorie über die Hintergründe der Neurosenentstehung nicht einigen konnten. Sicher spielten dabei persönliche Animositäten und Eifersüchteleien eine größere Rolle, als man es damals zugeben wollte (Kerr 1994; Höfer 1993; Ellenberger 1985). Aber jeder bemühte sich, die richtige Theorie über die Entstehung von Neurosen zu finden.

Heute weiß man besser als damals, daß keine der drei Theorien das angestrebte Ziel in der erwünschten Weise erreicht hat. Jede hatte ihre spezifischen Vor- und Nachteile. Freud, der sich im Geheimbund mit einigen auserwählten Mitgliedern wohl als der Zukunftsträchtigste empfand, war blind nicht nur für die innovativen Gedanken Jungs, sondern auch diejenigen Adlers, der die Bedeutung des Machtstrebens im individuellen Lebenskampf betonte. Das führte dazu, daß die Psychoanalyse Freuds das Schamgefühl als eines der zentralsten Gefühle überhaupt, insbesondere bei der Schizophrenie, nur nebenbei und unzulänglich behandelte. Für Freud war der sexuelle Trieb und nicht der Machttrieb das Primum Movens. Aber die Differenzen in der Theoriebildung erscheinen heute als marginal gegenüber den Verdiensten, die die Autoren sich für eine Beachtung psychodynamischer Zusammenhänge erworben haben. Dieses Verständnis ist nämlich heute um so notwendiger, je verbesserter die medikamentöse Therapie ist, wie folgender Fall zeigen soll:

Eine bipolar depressive Patientin wurde 8 Jahre wegen mehrerer manischer und depressiver Phasen medikamentös behandelt. Vor der Einführung des Lithiums erhielt sie die üblichen Antidepressiva, die die einzelnen Phasen von etwa fünfmonatiger Durchschnittsdauer gelegentlich verkürzten, ohne daß sich die Behandlung auf die Phasenhäufigkeit positiv auswirkte. Im Gegenteil: Der Abstand der Phasen wurde geringer. Nach der Einführung von Lithium war die Freude bei Patientin und Arzt groß, da diese Mittel schneller wirkten und der Abstand zur nächsten Phase sich nicht so deutlich verringerte, wie es vorher der Fall gewesen war. Es dauerte aber nur einige Jahre, bis sich trotz des Medikaments der Rhythmus in Schwere und Häufigkeit wieder einstellte. Die Patientin bat den Arzt, er möge doch auf einige ihrer seelischen Probleme eingehen, die sie mit ihren beiden erwachsenen Kindern hatte. Außerdem sei sie nicht sicher, ob sie noch einmal, nach dem Tod ihres Mannes, heiraten solle. Diese und ähnliche deutlich ausgedrückten Problemschilderungen führten sinngemäß zu der Antwort: „Ihre Erkrankung hat nichts mit irgendwelchen Lebensproblemen zu tun. Diese hat jeder Mensch. Ihre Erkrankung ist ein Teil Ihres Erbes, das Sie zu tragen haben. Die Medikamente können Ihnen dabei aber helfen." Ich wurde schließlich von den Angehörigen gebeten, diesen Fall zu übernehmen, weil sie erfahren hatten, daß ich auch bei psychotischen Patienten psychotherapeutische Hilfen anbot.

Die ausschließlich medikamentöse Behandlung eines Falles war seinerzeit nicht selten und ist es zum Teil auch heute noch. Das wird von immer mehr Patienten als unzureichend, ja als schädlich empfunden. Diese Tatsache läßt sich an den Institutionen erkennen, die Tablettenflüchtlinge aufnehmen, wie etwa die Weglaufhäuser in Berlin oder die Institution „Psychex" in der Schweiz. In vielen Kliniken bemüht man sich neuerdings um eine Verbesserung der psychotherapeutischen Möglichkeiten. Was dabei angewandt wird und wie die Anwendung erfolgt, hängt allerdings nicht allein von der theoretischen Vorstellung, sondern auch von örtlichen Gegebenheiten ab. Wird in dieser Klinik die Gruppentherapie mit genau definierten theoretischen Überlegungen und praktischen Erfahrungen angeboten, sind es in jener mehr arbeitstherapeutische Maßnahmen, die sich nicht in Basteln oder Gartenarbeiten erschöpfen müssen, sondern auch kreative Betätigungen wie Malen oder Singen, aber auch „Ablenkungsangebote" wie Tanzen oder Wandern einbeziehen können.

In den Beiträgen zur Psychodynamik endogener Psychosen (Matussek 1990) habe ich gemeinsam mit Frank Schwarz ausführlich beschrieben, welche psychotherapeutischen Techniken wir auf der Station der Forschungsstelle für Psychopathologie und Psychotherapie in der Max-Planck-Gesellschaft anwandten. Fünf Jahre nach der Beendigung der Therapie wurden bei 70 schizophrenen und 24 schizoaffektiven Psychosen Erhebungen über den Erfolg der Therapie durchgeführt. Wir registrierten nicht nur den Eindruck der Patienten von ihrer Krankheit vor und nach der Therapie, sondern versuchten die Momente in der Psychotherapie herauszufinden, die den Patienten geholfen bzw. nicht geholfen oder sie sogar in ihrer Entwicklung gehemmt haben. Mit diesen rückblickenden Eindrücken lassen sich letztlich die durch die Therapie erzielten Veränderungen besser überblicken als durch globale Statistiken. Man kann feststellen, welche spezielle psychotherapeutische Hilfe der Patient benötigt und wie hilfreich oder hemmend dabei eine zusätzliche medikamentöse Behandlung sein kann (Schwarz u. Matussek 1990). Die Erfahrungen schaffen den Boden für die Verbesserung einer psychotherapeutischen Theorie, die unsere Bemühungen wirkungsvoller machen sollte.

Im allgemeinen glaubt man, daß die Theorie einer Therapie fast nur den Arzt und die Wissenschaft interessiert. Die in fast allen Universitätskliniken laufend kontrollierten Tests bestimmter Medikamente sind ein Beleg. Weniger bedacht wird dabei das Interesse der Kranken an der theoretischen Begründung der Therapie. Bei der medikamentösen Therapie können die Patienten meist nur zwischen „hilft" und „hilft nicht" unterscheiden. Bei der Psychotherapie ist das schon problematischer. Hier können die Betroffenen die angebotene Theorie unmittelbar nachvollziehen, wenn auch die „endgültige" Wirkung erst nach längerer Zeit erfahren wird. Zwar können schon Zuwendung, emphatische Anamneseerhebung, Mitteilung von Problemen und das Aussprechen und Vergleichen in der Gruppe einen erleichternden Effekt haben. Aber ob das alles ist? Wie lange muß man problematische Phasen einer Therapie ertragen?

Mehrere Patienten haben ausdrücklich auf diesen Punkt hingewiesen. Sie waren mit dem Behandlungserfolg zufrieden, machten aber dafür auch die theoretische Begründung verantwortlich. Dieser Zusammenhang wurde insbesondere von jenen Patienten angegeben, die vorher schon verschiedene „seelische Hilfen" erfahren hatten. Wenn sich jemand – wie es immer wieder vorkommt – nach einer Wallfahrt wohler fühlt, möchte er auch gerne wissen, warum. „Mein amputiertes Bein wächst nicht wieder an, aber", so etwa sagte ein Patient, „ich habe doch etwas erfahren, was ich zu Hause durch Gebet oder andere Übungen nicht erfahren hätte." Woran liegt das? Ist es der Glaube? Das Gemeinschaftserlebnis? Die aktivierte Hoffnung? Die Überwindung der Isolationsgefahr? Solche und ähnliche Fragen sind ihm nicht fremd. Er hatte sie in der Gruppe oder mit Freunden diskutiert. Kann man sich nicht mit der Aufzählung der verschiedensten Gründe begnügen, oder soll man versuchen, sie auf einen gemeinsamen Nenner zu bringen? Soll man, um beim Beispiel der helfenden Wirkung einer Wallfahrt zu bleiben, alle Wallfahrer mit modernen Fragebogenmethoden nach Erfolg oder Nichterfolg untersuchen? Noch alltäglicher als eine Wallfahrt dürften die Bekreuzigungen südländischer Fußballspieler sein, wie etwa beim Betreten des Spielfelds oder nach gelungenem Torschuß. Worin bestand die erbetene Hilfe? Für wen oder was ist sie gedacht? Ist diese Selbstsegnung Aberglaube oder Glaube? Man kann die Vielfalt der hier möglichen Antworten auch mit Hilfe einer Fragebogenaktion kaum ausschöpfen.

Es müssen individuelle Erfahrungen sein, die zu der gewünschten Theorie führen. Allerdings erhebt sich bei dem geschilderten Theorienwirrwarr die Frage, ob zur Erreichung eines therapeutischen Effekts, sei er körperlicher oder seelischer Art, sei es der eines Internisten oder eines Psychiaters, eine Theorie überhaupt nötig ist. So berechtigt diese Frage auch ist, darf sie nicht über die grundlegenden Tatsachen hinwegtäuschen, daß man einen konkreten Befund, etwa Magenbeschwerden oder einen Wahn, nur dann verstehen kann, wenn man eine Theorie hat. Ohne Theorie kommt man nicht an den Grund der konkreten Beschwerden heran. Das passiert tagtäglich, nicht nur in psychiatrischen, sondern auch in Praxen der Allgemeinmediziner. Jemand schildert unklare Beschwerden im Bauchbereich, ist aber nicht in der Lage, die Beschwerden so zu schildern, daß sich der Arzt ohne Zuhilfenahme von objektivierenden Methoden ein Bild machen kann. Im Grunde genommen bedeutet das „Bild machen" aber nur den Ausschluß von gefährlichen Erkrankungen, wie etwa Krebs. Die bei diesen objektiven Befunden nicht zu ermittelnden Paradigmen können nur durch ein theoretisches Verständnis der möglichen Ursachen für Beschwerden im Bauchbereich aufgehellt werden. Manchmal hilft der objektive Befund. In der Psychiatrie ist dieses Dilemma zwischen subjektiven Beschwerden und objektivem Befund noch stärker. Nur wer die richtige Theorie im Kopf hat, wird die entsprechenden Fragen bei einem rein subjektiven Befund stellen, um die Ursachen dieser Beschwerden zu erfassen.

Die Spezifität des Unspezifischen

Die Frage allein enthüllt die Problematik solcher Aktionen. Die Fragwürdigkeit erstreckt sich nicht in erster Linie auf die dem Geschehen unangemessene Art der Befragung, sondern auf die Unbestimmtheit des zu Erfragenden. Sicher kann ein Beinamputierter ganz schlicht die nichteingetretene Wiederherstellung des Beines im Fragebogen ankreuzen, ist aber nicht in der Lage, die sonstigen Gewinne der Wallfahrt in dieser Weise zu beantworten. Er weiß es oft selbst nicht, erst recht nicht der Fragebogenkonstrukteur. Ich habe schon einige der positiven Effekte genannt, welche die Betroffenen der Wallfahrt zurechneten, aber das sind bei weitem nicht alle. Das läßt sich aus den Antworten der Wallfahrtsteilnehmer ersehen. Sie sind inhaltlich und in ihrer Eindeutigkeit so weit gestreut, daß sich hilfreiche Eingriffe weder aus der Herkunft – an einem bestimmten Ort draußen oder im Inneren des Herzens – noch aus dem Wirkungsgrad fehlerfrei bestimmen lassen. Es bleibt nur die allgemeine Feststellung: Es hilft.

Das Beispiel des teils geheilten, teils ungeheilten Beinamputierten führt zu einer weiteren Frage: Ist die Wallfahrt eine spezifische Hilfe, die nur an einem bestimmten Ort zu erhalten ist? Oder läßt sie sich durch einen anderen Ort oder auch durch einfachere Seelenübungen, etwa eine Meditation oder eine Psychotherapie, ersetzen? Auch hier ist nur eine individuell zu treffende Antwort in gewissen Grenzen möglich. Der eine sieht seine Heilungschancen schon durch den Wechsel des Wallfahrtsorts geschmälert, der andere ist in der Aktivierung psychischer Hilfskräfte flexibler. Er braucht zwar eine bestimmte Methode, also etwas, das von außen kommt, kann aber die verschiedenen Öffentlichkeitsrepräsentanzen mit seiner nur privat zu leistenden Gesundheitsforderung in Einklang bringen. Diese Kombination von öffentlicher Situation und privater Aktivierung – oft fälschlicherweise als Selbstsuggestion bezeichnet – entscheidet über den Effekt.

Die meisten Ärzte halten von einer Selbstsuggestion, genauer, Selbstaktivierung, recht wenig. Mit dieser Einstellung blockiert der Arzt den Placeboeffekt, der – trotz seiner Nichtobjektivierbarkeit – nicht „nichts", sondern ein entscheidender Faktor des Heilungsprozesses ist. Dem einen Patienten hilft der eine Arzt, dem anderen mit der gleichen Diagnose ein anderer. Wie weit gibt es eine eindeutige Methode? Die Amputation eines Beines ist eindeutig zu diagnostizieren. Die hilfreichen Maßnahmen aber sind nicht eindeutig zu identifizieren. Noch undurchsichtiger ist die Situation in der Psychiatrie. Gibt es hier so eindeutige Diagnosen wie bei der Beinamputation? Nur in Ausnahmefällen, bei einer perspektivisch eingeengten Betrachtung, etwa bei der Diagnose Schizophrenie aufgrund der Symptome ersten Ranges nach Kurt Schneider. Die Konstrukteure von Diagnoseglossaren haben sich um Eindeutigkeit bemüht. Sie soll auch international die Vergleichbarkeit der Fälle ermöglichen. Aber dieser Traum hat sich nicht erfüllt. Schon Emil Kraepelin, der als Vertreter der Lehre einer spezifischen, wenn auch zunächst noch nicht bekannten Krankheitsursache gilt, wird von Heimann, der die Wichtigkeit des Unspezifischen betont, ganz anders verstanden. Er zitiert Kraepelin: „Wir sollten nur dort endgültige Diagnosen stellen, wo wir auch der strengsten Kritik standhalten und nicht die geringsten Zweifel mehr aufkommen lassen. Der bei diesem Verfahren übrigbleibende große Rest bildet die wichtigste Quelle unserer Belehrung" (Heimann 1986, S. 73). Und Heimann folgert daraus: „Also nicht das Krankheitsspezifische ist das Entscheidende, sondern gerade das Unspezifische, das sich der einfachen, nosologisch-diagnostischen Betrachtung entzieht. Mit Blick auf die innere Medizin und ihre pathophysiologische Entwicklung in den letzten 100 Jahren können wir ganz ähnliches feststellen, etwa die Bedeutung der Immunsysteme, die sowohl durch überschießende wie auch defiziente Antwort auf Schädigungen des Organismus das klinische Bild prägen und in ihrer pathophysiologischen Bedeutung nicht an neurologische Grenzen gebunden sind" (S. 73). Heimann weist ausdrücklich darauf hin, daß die Konstrukteure der Diagnoseglossare davon ausgehen, eine spezifische Psychotherapie für die gefundenen diagnostischen Unterschiede erwarten zu können. Gerade das wird von Heimann mit guten Gründen bestritten.

Die klinisch beobachtbare Unspezifität steckt den Rahmen ab, in dem die durch Placeboeffekte erzielten Heilerfolge diskutiert werden müssen. Der Arzt wird täglich vor die Frage gestellt: Wie kann ich in diesem Fall helfen? Wenn er nur bei der objektiven Bewertung von Medikamenten bleibt, darf er sich nicht über den oben geschilderten Weglaufeffekt bei psychiatrischen Patienten wundern. Psychotische Symptome sind, wie auch jede andere Erkrankung, nicht in einem abgegrenzten Symptomfeld zu begreifen. Sie gehören vielmehr zum Möglichkeitsspektrum jeder menschlichen Existenz. Das läßt sich leicht aus der unterschiedlichen Dauer von Heilungen ein und derselben Krankheit bei verschiedenen Individuen interpretieren. Jedes Individuum steht – nach einer Formulierung von Manfred Sommer (1979) – in der Spannung zwischen Wahn und Suizid. Der Normale ist vor dem Abgleiten in den einen oder anderen Pol nicht gefeit, seine Identität „ein Leben, das eine riskante Passage glücklich hinter sich hat, eine Passage freilich, die stets neu vor sich zu haben zur Eigenart menschlichen Lebens gehört."

Was Sommer hier unter dem Stichwort „Übergangsschwierigkeiten" beschreibt, entspricht dem von uns in Band 1 hervorgehobenen Phänomen der „prekären Balance" zwischen privaten und öffentlichen Selbstaspekten, die jedes Individuum immer wieder neu zu meistern hat. Übersetzt man die philosophischen Aussagen Sommers in diese Terminologie, werden die Konsequenzen für die Psychopathologie sichtbar: Übergangsschwierigkeiten sind darin begründet, daß jedes Individuum durch äußere Faktoren wie etwa Spracherwerb, Schule, Berufswahl, Eheschluß, Scheidung, Kinder oder Verlust von Angehörigen Erschütterungen seiner eigenen Identität erfährt, die es in einen Zustand der Haltlosigkeit versetzen. Institutionalisierungen und Riten, wie z. B. Abitur-, Hochzeits- oder Trauerfeiern, helfen bei der Bewältigung dieser Kontingenzerfahrungen. Sie betreffen jedoch nur den Außenaspekt des Individuums. Um in die jeweils neue Situation hineinzuwachsen, muß es zugleich innere Reifungsschritte vollziehen, die zu einer Aneignung des Neuen führen. Der Sprung in die neue Identität ist also stets gefährlich, nicht nur von außen, sondern auch von innen, denn es drohen zwei Gefahren: Entweder bleibt das Individuum bei einer bloßen Prätention einer neuen Identität stehen, oder es entzieht sich vollständig den Ansprüchen der Außenwelt. Beide Tendenzen lösen den Widerspruch zwischen dem Vertrauten und dem Fremden auf Kosten einer unheilvollen Fixierung. „Definitiv letzte Zustände", schreibt Sommer, „gibt es nur bei Suizidenten und absoluten Herrschern" (1979, S. 437). Damit ist der Grund für die Notwendigkeit benannt, die Kategorie des Unspezifischen als Merkmal jeder menschlichen Existenz anzuerkennen. Sommer resümiert: „Es ist fast unvermeidlich und durch Wahl abstrakter Termini nur mühsam zu verschleiern, daß nun das Schiff des Daseins zwischen der Klippe des Wahnsinns und des Suizids hindurchmanövriert werden muß und so das ganze Leben sich als eine gefährliche Passage präsentiert" (S. 437).

Die Konsequenz dieser Aussage für die Psychopathologie wird deutlicher, wenn wir sie im Paradigma vom öffentlichen und privaten Selbst reformulieren: Da jedes Individuum im Laufe seines Lebens vor die prekäre Aufgabe gestellt wird, zwischen öffentlichen und privaten Selbstaspekten eine Balance herzustellen, können psychotische Abweichungen nicht in einem festgefügten Symptomraster niedergelegt werden. Sie sind aus der je individuellen Lebensgeschichte als verunglückte Bewältigungsversuche an sich unspezifischer Situationen zu verstehen. Das Scheitern im Unspezifischen hat freilich seine spezifische psychodynamische Struktur: Je nachdem, welcher Selbstaspekt narzißtisch stärker besetzt ist, wird das Scheitern am Übergang zu einer eher depressiven oder schizophrenen Symptomatik führen (Matussek 1992, S. 124).[2]

Diese Spezifität im Unspezifischen gibt dem Therapeuten Anhaltspunkte für den praktischen Umgang mit Depressiven und Schizophrenen: Letztere sind so von ihrer prätendierten Identität eingenommen, daß sie den Abstand zur real präsenten Identität nicht mehr wahrnehmen. Ohne es explizit zu machen, zieht Sommer daraus die für den Schizophrenen geltende Lehre: „Wer Illusion nicht als Illusion erkennt, wer Schein und Wirklichkeit gleichsetzt, wer Ehre mit Moralität verwechselt, das Vehikel für das Endgültige hält, verfällt einem Wahn. Er kann Spiel und Ernst, Fiktion und Realität nicht mehr unterscheiden" (S. 160).

Das Umgekehrte gilt für die Depressiven. Sie sind für die Tatsache zu öffnen, daß das von ihnen verachtete Maskenspiel der öffentlichen Rolle durchaus zur menschlichen Bestimmung gehört. „Ohne Blendwerk wäre das Leben ohne Reiz", schrieb schon Kant, der wiederholt auf den etymologischen Zusammenhang von Person und Maske hinwies. Sommer paraphrasiert: „Wer [...] gerade deshalb, weil er die Illusion als Illusion durchschaut hat, zum skeptischen Verächter der Äußerlichkeiten und Höflichkeiten wird und sich munter ans Entlarven, Demaskieren, Kompromittieren macht, nimmt dem Leben seinen Wert" (Sommer 1979, S. 460).

Diese Einsichten sind wertlos, wenn sie nur als allgemeine Lebensmaximen ins Spiel gebracht werden. Sie haben sich in der konkreten Beziehung zwischen Arzt und Patient zu manifestieren. Das hierfür erforderliche Eingehen auf die individuelle Lebensgeschichte mit ihren situationsspezifischen Kontingenzerfahrungen kann durch eine verallgemeinerte Diagnostik, die sich aus statistischen Befunden herleitet, nicht ersetzt werden.

Aber welchen Wert hat dann überhaupt Statistik?

Statistik als notwendiges Übel

Meine Mitarbeiter und ich glaubten ursprünglich, den Erfolg der analytisch orientierten Psychotherapie bei endogenen Psychosen statistisch nachweisen zu können bzw. zu müssen. Zwar konnten wir die Wirksamkeit der Psychotherapie statistisch nachweisen (Schwarz 1987; Schwarz et al. 1987; Schwarz u. Matussek 1990), aber aus der Statistik allein nur wenig über die Psychodynamik des Einzelfalles er-

---

2 Vgl. dazu den Modellfall aus dem Band 1: Ein bisher unauffälliger Soldat kann sich mit der Situation in der russischen Kriegsgefangenschaft nicht so auseinandersetzen, wie es Hunderte seiner Kameraden taten. Er erfindet eine öffentliche Identität, die ihm, wie er glaubt, das Abgeschobenwerden nach Sibirien ersparen könnte. Das glaubt er dadurch zu erreichen, daß er sich als Kommunist gebärdet. In dem Augenblick, als ein anderer Kamerad diese Maske als Schein und Täuschung entlarvt, wird er kataton.

fahren. Der einfache Grund: Die für eine individuell aussagekräftige Auswertung notwendigen Variablen sind so zahlreich, daß ihre zuverlässige Kodierung für eine Berechnung nicht gelingt. Alle seit Eugen Bleuler angefertigten Statistiken, z. B. über die Frage des Verlaufs, sind nicht bedeutender als die Eindrücke eines erfahrenen Klinikers. Was ist gebessert, geheilt? Was heißt Besserung, was heißt Arbeitsfähigkeit? In einer Anstalt im 20-Betten-Saal oder im vertrauten häuslichen Milieu? Als Arzt oder als Anstaltsgärtner? Offizier bei der Bundeswehr oder Buchautor? Als kühner Pilot wie Matthias Rust (vgl. Matussek 1992, S. 114) oder Bewohner eines Obdachlosenheims? Das alles sind – mit Ausnahme von Rust – Beispiele aus unserem Sample. Sie sind aber in unserer statistischen Auswertung über den Erfolg unserer psychotherapeutischen Bemühungen, sowohl gruppen- als auch einzelpsychotherapeutischer Art, nicht eingegangen. Der statistische Nachweis der Fruchtbarkeit unserer Psychotherapie kann nur bis zu einem bestimmten Feinheitsgrad gelten. Was darüber hinaus an Genauigkeit geht – und das sollen die oben genannten Beispiele zeigen – führt zu einer Überspitzung der Brauchbarkeit der Statistik. Kurt Schneider sprach in diesem Zusammenhang von einem Bleistift, der schließlich bricht, wenn man ihn überspitzt. Wir haben die Berechtigung dieser Metapher bei der statistischen Bearbeitung einiger Probleme der Psychodynamik von Depressionen erfahren – wie z. B. Persönlichkeitsstruktur, Partnerschaft, Freizeitverhalten und Verlusterlebnissen bei Depressiven –, waren auch von der Nützlichkeit der aufwendigen Arbeit (über Tage sich erstreckende Interviews mit Patienten; bis zu 40 Stunden pro Patient) und deren statistische Ausarbeitung überzeugt. Deren Wert darf aber nicht überschätzt werden. Lebenssituation und Lebensläufe sind verschieden. Ein nicht geringer Anteil der Patienten verhielt sich anders in der Kindheit, der Freizeit, der Partnerschaft, beim Verlust, als es unsere Statistik aussagte (Matussek u. Feil 1980; Matussek u. Wiegand 1990; Matussek u. May 1990; Matussek u. Neuner 1990; Matussek u. Luks 1990; Matussek u. Söldner 1990). Mit anderen Worten: Für die Statistik sind diese „Aussetzer" nicht signifikant, für den Betroffenen selbst jedoch sehr bedeutend, ja unter Umständen lebensvernichtend[3], wenn sich der Betreuer lediglich an dem statistischen Nachweis und nicht an der individuellen Lebensgeschichte orientiert, wie es die Aufgabe jeder Therapie, insbesondere aber der analytischen Psychosentherapie ist.

Ein weiteres Beispiel für das Dilemma des statistischen Nachweises sind unsere Ergebnisse bei den Unclassified Depressions (Schwarz et al. 1992). Eine statistisch genaue Verrechnung von Depressionen, die nicht zu den endogenen und auch nicht zu den neurotischen zu zählen waren, zeigte ganz bestimmte Persönlichkeitszüge, insbesondere schwere Kontaktstörungen als Dauersymptom. Von den Untersuchungen, die sich mit diesem Phänomen statistisch auseinandergesetzt haben, war die Erkenntnis von Kurt Schneider die am besten begründete, obwohl er seine Erkenntnisse allein der klinischen Erfahrungen verdankte. Das heißt: Statistische Methoden garantieren keinesfalls die sichere Erfassung von klinisch bedeutsamen Einheiten. Ein guter Kliniker kann das unter Umständen

---

3 Vgl. Aristoteles: „Zur Wahrscheinlichkeit gehört, daß das Unwahrscheinliche eintritt."

besser. Natürlich liegt auch hier eine gewisse Statistik zugrunde, nämlich die Erfahrung, die jemand im Umgang mit bestimmten Krankheitsbildern hat. Seine Erfahrung – und nicht die Statistik – führte Kurt Schneider auf den richtigen Weg, nämlich zu dem Konstrukt des depressiven Psychopathen.

Man kann zusammenfassend sagen: Statistik ist eine wertvolle Hilfe, die aber da ihre Grenzen hat, wo sie die Qualität des jeweiligen Einzelfalles nicht trifft, z. B. die Heilwirkung einer Wallfahrt. So haben die bisherigen statistischen Untersuchungen bei Schizophrenen nicht gezeigt, warum manche Schizophrene ohne ärztliche Hilfe wieder „gesund" werden bzw. äußerlich unauffällig ihr Leben gestalten. Früher sprach man in diesen Fällen von Spontanremission, ohne sich Gedanken über das Zustandekommen derartiger Phänomene zu machen. Haben sie besondere Strategien entwickelt, z. B. ihre Wahnsymptomatik „in die Tasche gesteckt", wie es früher häufiger als heute beobachtet wurde, oder außergewöhnliche Lebensumstände vorgefunden? Sind diese ihnen aufgeprägt, wie ihre Erbsubstanz, oder haben sie sie durch Erfahrung erworben? Diesen Fragen werden wir im zweiten Teil dieses Bandes anhand von Beispielen nachgehen. Zuvor ist an die theoretischen Grundlagen ihrer Erörterung zu erinnern.

Der Doppelaspekt des Selbst als therapeutischer Wegweiser

Therapieansätze

Wir haben die Hilfen und Hemmnisse, die Fortschritte und Stillstände beschrieben, die wir von jedem einzelnen Patienten während und nach der Behandlung erfahren haben (Schwarz et al. 1992). Wir versuchten sie auf einen Nenner zu bringen, der sich trotz gewisser Variationen und Abweichungen an die psychoanalytische Theorie anlehnte, wie ich es auch in dem Reader „Psychotherapie von schizophrenen Psychosen" (Matussek 1976) dargestellt habe. Erst später konnte ich mit dem Konzept vom privaten und öffentlichen Selbst (Matussek 1991) die Befunde besser verstehen, die Kranz (1955, 1962, 1967, 1970) noch mit der Unterscheidung „autistisch" – „nicht autistisch" beschrieb.

Welche Vorzüge hat das Konstrukt vom privaten und öffentlichen Selbst gegenüber dem Konstrukt vom Autismus? Durch die Vermeidung des Begriffs Autismus wird das Krankhafte anders gewichtet. Es besteht nicht in dem Doppelgesicht „öffentlich – privat", sondern erst in der Überbetonung des einen oder anderen Pols. Wenn das für jedes Leben unterschiedliche Gleichgewicht beider Perspektiven gestört ist, kommt es zu depressiven oder schizophrenen Tendenzen – je nachdem, welcher der beiden Pole durch „äußere Umstände oder innere Prozesse einer narzißtischen Überbetonung unterliegt. Ich spreche bewußt von Tendenzen, um die narzißtische Überbetonung des äußeren oder inneren Selbstaspektes nicht zu einer Krankheitsstruktur zu verdinglichen. Wenn sich jemand nach einer mehrwöchigen Schwerbelastung, sei es im Beruf oder in der Ehe, von der Welt zurückzieht, kann ihm die Welt unter dem Bild einer klinischen Depression entgleiten. Oder umgekehrt: Wer trotz größter Bemühungen von seiner Umwelt ständig gedemütigt wird, sei es wegen einer Behinderung oder einer besonderen Bindung, kann sich aus der gemeinsamen Welt in eine schizophrene

Verstiegenheit zu retten versuchen. Das therapeutische Problem besteht in der Aufklärung der durch die Entwicklung bedingten Bevorzugung des einen oder anderen Pols. Die Mannigfaltigkeit der Symptome läßt sich – wie Ludwig Binswanger sagt – aus einer Grundstruktur ableiten (Binswanger 1957, S. 158). Es fragt sich nur, aus welcher.

Die Geschichte der psychodynamischen Forschung des letzten Jahrhunderts hat verschiedene Grundstrukturen zur Aufklärung psychischer Störungen angeboten, etwa die Sexualtheorie Freuds, die Machthypothese Adlers oder die des kollektiven Unbewußten Jungs. Sexualtrieb, Machttrieb und Menschheitsentwicklung waren für diese drei die Grundstrukturen, aus denen sich psychotische bzw. neurotische Störungen erklären lassen. Ihre anfängliche Abgrenzung hat sich im Laufe der Zeit geändert. Man öffnete sich für die Meinung der anderen, ja es entstanden völlig neue psychotherapeutische Bemühungen, die keine bestimmte Lehrmeinung über die ausschlaggebenden Voraussetzungen für bestimmte psychische Störungen darstellten. Die einzige Grunddimension psychotherapeutischen Handelns, seien es Psychosen oder Neurosen, war die Mitteilung und Besprechung seelischer Probleme, die mit der Lebenssituation oder Lebensgeschichte zusammenhingen. Die in der Nachkriegszeit ständig steigende Anzahl von Gruppentherapien ist ebenso ein Beleg dafür wie die Selbsthilfegruppen. Der Erfahrungs- und Problemaustausch ist die einzige Leitlinie, die zur Erleichterung beitragen soll.

In der Forschungsstelle für Psychopathologie und Psychotherapie in der Max-Planck-Gesellschaft machten wir eine ähnliche Erfahrung: Die Gruppentherapie funktioniert allein aufgrund von Offenheit und Aussprache, auch ohne theoriegeleitete Maßnahmen. So jedenfalls schien es einige Zeit – bis wir das Gegenteil feststellen mußten. Aussprache und Erfahrungsaustausch können helfen, bedürfen aber früher oder später einer Theorie, um die Gruppe psychotherapeutisch effektiver zu gestalten. Inzwischen gibt es mehrere Theorien für Gruppentherapien, die sich entweder ergänzen oder einander ausschließen.

In vielen Kliniken wird heute eine psychotherapeutische Behandlung angeboten, ohne daß man sich auf eine bestimmte Schulrichtung festlegt, obwohl es inzwischen neben den drei älteren, zu Beginn des Jahrhunderts entstandenen Grundformen der Therapie eine Reihe weitgehend selbständiger Theorien gibt, wie etwa die Verhaltens- oder die Kognitionstherapie. Die letzteren dürften die klassischen Psychotherapien an Bedeutung und Anzahl überholt haben.

Diese neueren Theorien zeigen, unabhängig von der Überlegenheit ihrer Erfolge, die Wichtigkeit der von Binswanger postulierten These über die Grundstruktur psychischer Störungen, auch wenn sie miteinander konkurrieren. Der Patient will wissen, was die Ursache dafür ist, daß ihm die eine Psychotherapie hilft, die andere aber nicht. Das hängt nicht nur an der Person und der Symptomatik der Beteiligten, es ist auch ein Problem der Theorie. Wenn man sich vergegenwärtigt, daß die Urväter der modernen Psychoanalyse Freud, Adler und Jung, sich auf ganz bestimmte Grundphänomene wie Sexualität, Macht oder kollektives Unbewußtes stützten, dann wird die Polarität zwischen der Einfachheit der Grundstruktur und der Buntheit der Symptombilder deutlich. Sie wirkt für Außenstehende wie eine willkürliche Verzerrung der psychischen Realität. Man denke nur an die vielen Mißverständnisse und Kritiken, die Freud mit seiner

Sexualtheorie des Kindes und ihrem Zentralpunkt, dem Ödipuskomplex, aus-
gelöst hatte, um zu verstehen, daß zum Beweis dieser Willkürlichkeit – ja in den
Augen mancher: dieser Unsinnigkeit – sehr umständliche Verfahren notwendig
waren, die unter dem Stichwort der Lehranalyse bekannt sind. Eine jahrelange
Initiation hielt man für notwendig, um die Sexualtheorie mit ihren praktischen
Implikationen zu retten. Die Traumdeutung war dabei die Via regia zu dem
Seelenbezirk, der die Sexualität als Grundmuster menschlicher Entwicklung
offenlegen sollte.

Diese Um-, ja Irrwege sind zu vermeiden, wenn man das Paradigma vom
öffentlichen und privaten Selbst zugrundelegt. Ein jeder ist auch ohne Fachkennt-
nisse und subtile Methodik in der Lage, sein öffentliches Selbst von seinem privaten zu unterscheiden, also zu verstehen, daß er grundsätzlich dieses Doppelgesicht hat. Ihm kann er nicht entweichen, wohl aber feststellen, was er zugunsten
des einen oder des anderen Aspektes tut, unterläßt, verleugnet oder bevorzugt.
Dem oft beschriebenen Manager mit seinem Managersymptom ist ohne ärztlichen
Beistand anzusehen, daß er sein Privatleben zugunsten seines öffentlichen Lebens
opfert. Entsprechend umgekehrt verhält es sich bei einer Frau, die ihre öffentliche
Karriere unterbricht, um sich mehr ihrem Mann und den Kindern zu widmen.

Während also ein jeder die Unterschiede zwischen privatem und öffentlichem
Selbst ohne Zuhilfenahme eines Spezialisten am eigenen Leibe erfahren kann,
werden die narzißtischen, d.h. krankhaften Betonungen des einen oder anderen
Pols nur selten in ihrer klinischen Relevanz erlebt. Wer sich für seinen Beruf zer-
reißt und nur auf die Anerkennung seiner öffentlichen Seite erpicht ist, bemerkt
meistens nicht die Hohlheit seiner Existenz, erst recht nicht die Notwendigkeit
einer ärztlichen Hilfe. Er wird solche strikt ablehnen, weil er allein zu wissen
glaubt, wer er sei und was er zu tun habe. Dies führt beim Veräußerlichten in
eine Sonderlingsrolle, die sich bis zur Schizophrenie ausweiten kann, beim Ver-
innerlichten zu einem depressiven Weltekel. Dies bedarf aber der Diagnose eines
Arztes, da es von den Betroffenen in der Regel als die gesunde Rückzugsreak-
tion auf eine krankmachende Umgebung empfunden und entsprechend noch
verstärkt wird.

Das Verkennen der eigenen krankhaften Sicht wird auch an den unzähligen
Bemühungen um Kategorisierung der Übergänge von „normal" zu „krankhaft"
deutlich. Die klinischen Etiketten der unterschiedlichen Zustände gruppieren sich
um die Erfassung der Persönlichkeitsstruktur vor bzw. nach der Psychose,
während die Psychose selbst im letzten Jahrhundert immer detaillierter beschrieben wurde.

Eine Hilfe bei der Lösung dieser in der Praxis auftretenden Schwierigkeiten
kann es sein, wenn man sich die in jedem Leben vorhandene einseitige bzw.
abwechselnde Polarität zwischen Öffentlichem und Privatem und damit die even-
tuellen Tendenzen in Richtung Schizophrenie und Depression an folgenden
Phänomenen veranschaulicht. Es sind letztlich Syndrome, die in zahlreichen
Untersuchungen über prä- bzw. postpsychotische Symptome beschrieben wurden,
ohne sie so in das Blickfeld psychodynamischer Entwicklungen zu stellen, wie sie
es verdienten. Wir skizzieren sie mit folgenden Überschriften: a) Ehrgeiz als
prätendiertes öffentliches Selbst, b) Geheimnis versus Unbewußt, c) Adynamie
versus Antriebslosigkeit.

Ehrgeiz als prätendiertes öffentliches Selbst

Ludwig Binswanger formuliert: „Der Schizophrene ist völlig an die Welt verfallen, sein Schwerpunkt liegt nicht im eigenen Selbst, sondern in der Mitwelt" (Binswanger 1957, S. 261). Diesen Grundzug aller Schizophrenen haben wir im 1. Band unter dem Titel „Der schizophrene Autismus aus der Sicht eines Kranken" wiedergegeben. Bei der Beschreibung seiner Krankheit lautet der zentrale Satz: „Konrad hatte einen übersteigerten Ehrgeiz."

Ehrgeiz ist ein verbreitetes Phänomen. Woran soll man aber einen übersteigerten Ehrgeiz erkennen? Im Bericht des Kranken gibt es kein Merkmal, an dem man die Übersteigerung erkennen könnte. Er spricht nicht von seinen größenwahnsinnigen Taten, z. B. den wiederholten Gesuchen an den Bundespräsidenten und alle Universitäten, mit deren Hilfe er eine Ehrendoktorwürde zu erhalten versuchte. Warum wies er nicht auf seinen Status als mittelmäßig erfolgreicher Betriebswirtschaftsstudent hin, um den Widerspruch zu seinem Anspruch auf Ehrendoktorwürden darzustellen, und zwar so, daß man die Formulierung vom übersteigerten Ehrgeiz verstehen kann?

Man nennt diesen übersteigerten Ehrgeiz in der klinischen Sprache auch Verstiegenheit, ein Symptom, das Binswanger eingehend beschrieben hat. Zum Wesen der Verstiegenheit gehört das Nicht-mehr-zurück-Können, die Unmöglichkeit des Abstiegs. Abstieg bedeutet für den Verstiegenen Absturz. Daher konnte der Kranke nichts anderes tun, als den Inhalt seiner Verstiegenheit umzuetikettieren – vom Erlöser bis zum Erfinder oder Retter des Abendlandes –, aber nicht auf den Boden der Tatsachen abzusteigen. Das kann der normal Ehrgeizige noch leisten, indem er die Balance zwischen Sehnsucht nach Ehre, seiner Prätention, und seinem Werk, seiner Präsentation, auszupendeln weiß. Für den Kranken ist das unmöglich. Warum?

Diese Frage einfach mit dem Hinweis zu beantworten, daß es sich hier um einen krankhaft übersteigerten Ehrgeiz handelt, würde den Widerspruch phänomenologisch nicht erklären. Der Kranke gibt aber einen entscheidenden Hinweis, nämlich den, daß Gott ihm nahe sei. Diese Erklärung mag banal klingen. Viele Menschen glauben, sich in der Nähe Gottes zu befinden. Warum bezeichnet der Kranke dieses allgemeine Phänomen als Wahn?

Weil er spürt, daß die Reklamation seiner Gottesnähe nicht der eines Normalgläubigen entspricht. Dieser fühlt oft auch die Nähe Gottes, aber nicht als Anspruch, sondern als Geschenk. Ein Geschenk kann der Schizophrene nicht annehmen. Nur er kann schenken, wenn ihm einmal danach zumute ist. Andererseits spürt Konrad, der Verfasser des Selbstberichtes, daß die Nähe Gottes als Wahn, als ein ihm zustehender Anspruch, auch ihre Tücken hat. In solchen Stimmungen möchte er Gott näher zu sich herunterreißen, um seine Nähe zu wissen. Für ihn geht es in seiner Glaubensdimension nur um den Wahn („Ich bin ein Auserwählter Gottes, er ist mir näher als allen anderen") oder das Wissen um die Nähe Gottes. Im konkreten Leben sahen seine Versuche, Gott zu wissen, etwa so aus: Er ging unangemeldet in ein Kloster und forderte die unmittelbare Aufnahme in die Ordensgemeinschaft. Sein Auftreten war so merkwürdig, daß die schroffe Abweisung dessen natürliche Folge war. Er kasteite sich, legte Hungertage ein, stellte sich unter eine Kirchenkanzel, um dem Prediger mit Grimassen seine

Zustimmung zu geben, er fühlte sich als der berufene Beurteiler der göttlichen Wahrheit.

Diese und ähnliche Verhaltensweisen zeigen: Wenn der Kranke von der Gottesnähe nicht in einem Wahn überzeugt ist, muß er Beweise suchen, um Gott zu wissen. Die Glaubensdimension als zentrale Dimension des privaten Selbst ist bei Schizophrenen nicht bzw. nur schwach vorhanden, was nicht nur für den religiösen Glauben an Gott, sondern auch für den an die Mitmenschen gilt (Matussek 1963). Diese sind für den Kranken nur Masse, lediglich ein Auditorium, das Beifall zu spenden hat. Wenn seine Erscheinung das Auditorium nicht zum Beifall zwingt, hat es sich aus seiner Nähe zu entfernen. Es verschwindet aber nicht völlig aus seinem Blickfeld, sondern ist als Wahnpartner ständig präsent. Die paranoiden Ideen, die diese Beziehung mit den Abweichlern bestimmen, zeigen sich entweder im Ausweichen oder im Vernichten dieser nur im Wahn wahrgenommenen Gestalten.

Wie soll ein chronisch Schizophrener, der schüchtern und verschlossen in der Ecke eines Klinikraumes sitzt, die anderen von seiner Größe in Bann schlagen? Der Eindruck der Lächerlichkeit wird abgeschwächt, wenn man an manche Produkte dieser Kranken denkt, z. B. in der Malerei, wie sie in vielen Sammlungen beeindruckt. Solche Werke sind aber für den Kranken nicht wegen ihres künstlerischen Wertes bedeutsam. Sie haben für den Patienten eine spezifische Bedeutung, wie es C. G. Jung anhand der Rolle des Mandala für sein Selbstverständnis beschrieben hat: „Meine Mandalabilder waren Kryptogramme über den Zustand meines Selbst, die mir täglich zugestellt wurden. Ich sah, wie das Selbst, d. h. meine Ganzheit, am Werke war. Das konnte ich allerdings zuerst nur andeutungsweise verstehen. Jedoch erschienen mir die Zeichnungen schon damals hochbedeutsam und ich hütete sie wie kostbare Perlen. Ich hatte das deutliche Gefühl von etwas Zentralem, und mit der Zeit gewann ich eine lebendige Vorstellung des Selbst. Es kam mir vor wie eine Monade, die ich bin und die meine Welt ist. Das Mandala stellt diese Monade dar und entspricht der mikroskopischen Struktur der Seele" (Jaffé 1992, S. 199). Diese Aussage läßt sich auf nahezu alle Werke von Schizophrenen übertragen, auch außerhalb der künstlerischen Produktion. Der im 1. Band (S. 160) erwähnte chronisch schizophrene Ingenieur schuf sich durch systematische Analyse verschiedener Sprachen eine eigene Sprache, die er so perfekt beherrschte, daß er fließend Zeitungsartikel in seine Eigensprache übersetzen konnte. Die Ärzte und Mitpatienten bewunderten ihn auch dafür, aber die Bewunderung ging für die anderen mit einem faden Beigeschmack des Sonderlingshaften, des Verrückten einher.

Im Unterschied zum Schizophrenen, der aufgrund seiner Sonderlingsrolle gelobt und geehrt werden will, geht der Ehrgeiz bei Depressiven dahin, eine Ehrung für eine überragende, aber von allen zu akzeptierende Leistung zu erhalten. Der depressive Ehrgeiz ist auch übertrieben, wird aber auf andere Weise zu befriedigen versucht. Der depressive Ehrgeiz will es allen recht machen, vermeidet alle Eskapaden, die für den Schizophrenen so typisch sind, z. B. die im 1. Band beschriebenen Persönlichkeiten Goulds und Claudels sowie die später darzustellenden Heideggers und Springers. Er will über die normale Leistung Ehre erringen. Dabei übersieht er selbst, daß diese Normalität übernormal ist, sowohl die Quantität als auch die Qualität betreffend. Die klinische Folge ist nicht selten eine Erschöpfungsdepression, wie wir es im 1. Band am Beispiel Grill-parzers zeigten.

Aber auch bei den gewöhnlichen Depressionen, wie sie in jedem Leben auf-tauchen, spielen die für Schizophrene so typischen Extravaganzen eine geringe Rolle. Der zur Depression Neigende fällt eher durch seine Unauffälligkeit auf, er macht in den Augen der anderen nicht viel von sich her. Um so mehr macht er etwas für sich her. Die Unauffälligkeit, die mit der von Tellenbach (1983) als Wesensmerkmal der Depression beschriebenen Ordentlichkeit einhergeht, ver-säumt nicht die Pflege seines privaten Selbst. Sie ist übertrieben, wie es zum Bei-spiel im 10. Band der Tagebücher von Thomas Mann deutlich wird (Jens 1995). Klinisch gesehen, kann man hier von Hypochondrien sprechen, aber doch in einem Sinne, der die Tagebuch-Eintragungen nicht ganz begründen kann. Wenn Thomas Mann peinlich genau festhält, ob er sein morgendliches Bad vor oder nach dem Frühstück genommen hat, mit welcher Seife er sich rasierte, wie er sich nach dem Mittagsschlaf fühlte, ob er auf dem Stuhl oder auf der Couch gelegen hat, ob sich beim Rasieren viel Schaum entwickelte oder nicht, ob er in der Theaterpause Kaffee oder Schokolade getrunken hat, dann irritieren diese Einzel-heiten, die in jeder Tagesnotiz vorkommen, viele Leser, da sie von dem letzten Tagebuch eines so großen Schriftstellers eher grundsätzliche Auseinandersetzun-gen mit Literatur, Politik oder Familienangelegenheiten erwartet haben. Die banal-sten Alltäglichkeiten haben für ihn tagebuchwürdiges Gewicht. „Überstarke Darmwinde, nicht recht in Ordnung. Trank aber ein Täßchen Kaffee vorm Rasieren" (19.04.1954). Dennoch sind sich die Kritiker des 10. Bandes in Lob und Anerkennung über dieses letzte Werk einig, angefangen von Marcel Reich-Ranicki (1995) bis zu Joachim Kaiser (1996). Reich-Ranicki begründet die eigenartige Faszination, die Thomas Mann mit dem Bericht über die banalsten Alltäglichkeiten ausübt, indem er z.B. darauf hinweist, der Leser sei schon bei den kleinen Alltäglichkeiten irritiert, z.B. wenn der Rhythmus von Kaffee-und Schokoladetrinken unterbrochen ist: „,Zu Hause Schokolade.' Und der Kaffee? Hat er ihn diesmal nicht getrunken? Ich weiß schon: Nichts ist un-wichtiger als eine derartige Frage. Aber gerade sie machte mir plötzlich bewußt, in wie hohem Maße ich in den Bann dieser Tagebuchprosa geraten war, wie sehr sie den Leser zu beherrschen vermag. Eine Woche später ist Thomas Mann wieder im Schauspielhaus und notiert wie eh und je beides: den Kaffee in der Pause und die Schokolade nachher zu Hause. Ich kann aufatmen, seine Welt ist wieder in Ordnung. Was verbirgt sich dahinter?" (Reich-Ranicki 1995, S. 181).

Während der Schizophrene mit den Worten des oben beschriebenen Patienten sich nur für seine Oberfläche („Ich bin meine Oberfläche")[4] und nicht für sein Befinden interessiert, ist die Aufmerksamkeit des Depressiven für das Befinden von Seele und Körper in einem bestimmten Wohnraum, in einer bestimmten

---

4 Vgl. hierzu den Bericht von Ludwig Binswanger über eine seiner Patientinnen: „Sie fragte Jahrzehnte hindurch in den erregten Phasen mich zwar mit leidendem Gesicht und gequältem Tonfall: ‚Bin ich hübsch – bin ich häßlich?', natürlich ohne eine Antwort zu erwarten" (Bins-wanger 1957, S. 477).

menschlichen Umgebung, von ausschlaggebender, ja überstarker Bedeutung, notfalls mit Hilfe von Suchtmitteln. Diese Gewichtung des leiblichen Befindens und der Einfluß alltäglicher Umstände auf sein Behagen wird in jeder Tagebuchnotiz Thomas Manns deutlich, allerdings nicht – das muß noch einmal unterstrichen werden – als durchgehende Persönlichkeitsvariante, sondern als Neigung, die sowohl von äußeren wie auch von inneren Zuständen abhängt: „[...] sollte natürlich weder morgens Kaffee trinken noch rauchen; lohnt es aber auf das bißchen Behagen zu verzichten?" (24.12.1953).

Neben der narzißtischen Besetzung des privaten Selbst wird in den Tagebüchern, insbesondere im letzten Band, auch die gegenläufige Tendenz sehr deutlich: die narzißtische Besetzung des öffentlichen Selbst. Sie, welche die narzißtische Besetzung des Privaten gleichsam ausbalanciert, zeigt sich in eindrucksvoller Weise an der auch im letzten Lebensjahr anhaltenden Tendenz, schöpferisch zu sein, außergewöhnliche Werke zu vollbringen, aber sich deswegen auch feiern zu lassen. Thomas Mann nahm die strapaziösen Ehrungen in Lübeck und Stuttgart im Mai 1955 wie auch die in den Niederlanden im Juli 1955 auf sich. Dabei ist bei ihm die wichtige Trennung zwischen der Bewertung seines Werkes und der Bewertung seiner Person deutlich erkennbar. Bei der Bewertung seines Werkes ist er nach wie vor unbestechlich sachlich. Er beschönigt nichts, was in seinen Augen nicht lobenswert ist. Dagegen ist er in der Bewertung seiner Person nicht frei von Größenwahn.

Taten, besonders schöpferische, als Mittel gegen die Depression angewandt, finden sich zahlreich bei Friedrich dem Großen, der immer wieder von Suizidabsichten überfallen wurde. Jedenfalls seien diese wirkungsvoller als etwa Alkohol. Nach der Niederlage bei Kolin und folgenden einsamen Monaten sagt er am 22. September 1757 zu seinem Vorleser de Catt: „Oft möchte ich mich betrinken, um meinen Kummer zu ertränken. Aber da ich keinen Geschmack am Trinken habe, so zerstreut mich nichts als Verse machen. So lange diese Abwechslung währt, spüre ich mein Unglück nicht. Das hat mir den Spaß an der Poesie wiedergegeben. So schlecht meine Verse auch sein mögen, sie leisten mir in meiner traurigen Lage den größten Dienst" (Venohr 1995, S. 119). Zum selben Thema schreibt er in einen Brief vom 1. März 1759 an seinen Freund, Marquis d'Argens: „Nichts bringt mehr Linderung außer der Anspannung, wie sie steter Fleiß und Aufmerksamkeit erfordern. Diese Ablenkung zwingt uns, solange sie währt, die trüben Gedanken zu verscheuchen" (Venohr 1995, S. 196).

Keiner hat immer eine Depression, auch wenn es Fälle mit einer lebenslangen Geneigtheit zu Depressionen gibt, wie wir es bei den Unclassified Depressions feststellten. Aber deren Hauptsymptom ist ja gerade die permanente Kontaktstörung, also das Vermeiden jeder Begegnung mit der Öffentlichkeit, und es fehlt auch der Versuch, durch Werke, womöglich durch schöpferische, die Grundstimmung zu verbessern.[5]

---

5 Schon Heimroth stellte 1818 fest, daß „das Gemüt in der Melancholie die Welt verloren hat und zum hohlen, leeren, an sich selbst nagenden Ich geworden ist" (Zit. nach Kranz 1967).

Geheimnis versus Unbewußt

Schon vor Freud war in religiösen Romanen und in priesterlicher Praxis die Rede von einem krankmachenden Geheimnis, dem am besten durch Beichte beizukommen war (vgl. Ellenberger 1966). Denn die menschliche Gesellschaft basierte zunächst auf dem Grundsatz der Gemeinschaftsverpflichtung. Jeder in der Gesellschaft hatte gleiche Rechte und gleiche Pflichten. Wer etwas für sich behielt, verhielt sich damit unsozial gegenüber den anderen. Diese Bedeutung des Geheimnisses als eine das eigene Innere belastende Unmoral wurde im Laufe der Kulturgeschichte erst allmählich konterkariert durch die Entdeckung und Entfaltung des Privaten. Das allgemeine Mitteilungsgebot wurde abgemildert, indem Untergruppen, zum Beispiel Familien, gewisse Sonderrechte eingeräumt bekamen. Diese erhielten die Freiheit, negative Merkmale, zum Beispiel die Behinderung eines Familienmitglieds, nach außen nicht mitzuteilen. Um sich gegen Angriffe der sozialen Umwelt zu schützen, durfte gegen den Grundsatz der Reziprozität verstoßen werden, weil ein behindertes Familienmitglied sonst Angriffsflächen für die anderen geboten hätte. Was für die Gruppe galt, wurde schließlich auch dem Individuum eingeräumt. Seither haben wir es mit einer Ambivalenz des Geheimnisses in Entsprechung zur prekären Spannung zwischen öffentlichen und privaten Selbstanteilen zu tun: Ein Geheimnis kann Kraft geben, kann aber auch Last sein, wie z. B. bei Homosexuellen: Solange sie sich nicht geoutet haben, aber doch ihre sexuelle Neigung spüren, leben sie unter Angst und Depressionen, die bis zum Selbstmord führen können. Wenn sie sich geoutet haben, ist die Symptomatik in der Regel nicht völlig beseitigt, sondern lediglich auf das Problem der Promiskuität verschoben (Dannecker u. Reiche 1974; Bele u. Weinberg 1978).

Auch für Freud war das Geheimnis vorwiegend von negativer Natur. Es war unbewußt, verdrängt, konnte aber gerade dadurch seine negative Wirkung, nämlich die Krankheit, auslösen. Freud hatte die Bedeutung des Geheimnisses für den Anlaß zwar erkannt, zog aber die falschen Konsequenzen. Für ihn war das Geheimnis Objekt einer Ursachenforschung, die er insbesondere auf die frühe Kindheit richtete. Dabei machte er eine Beobachtung, die ihm hätte zeigen können, daß therapeutische Hilfe weniger vom mutmaßlichen Anlaß als von der konkreten Lebenssituation auszugehen hat (vgl. 1. Band, S. 144): Ein konstruiertes biographisches Ereignis konnte therapeutisch denselben Effekt haben wie ein tatsächlich vorgefallenes (vgl. Freud 1937). Freud hätte daran erkennen können, daß die Fahndung nach geheimgehaltenen Ursachen an dem eigentlich therapeutisch relevanten Phänomen vorbeigeht. Trotzdem benutzte er ebenso wie Jung und Adler seine Patienten und Patientinnen zur Bestätigung eigener Konstruktionen.

Das heute vieldiskutierte Phänomen des „false memory" (Rutschky 1992; Haug 1994; Schwarz u. Sudman 1994), das heißt der durch die Erwartungen des Therapeuten induzierten Kindheits-„Erinnerung", läßt Freuds Verfahren in einem kritischeren Licht erscheinen. Wie erwähnt, hatte er selbst dessen Mängel zwar schon früh erkannt, ohne jedoch die erforderlichen Schlüsse daraus zu ziehen. Sein therapeutisches Modell blieb auf die Analyse des Unbewußten fixiert. Das Geheimnis wurde dadurch einseitig pathologisiert und in seiner konstitutiven Bedeutung für die Ausbildung eines „gesunden Ich", das über das nötige Maß an Privatheit verfügt, nicht erkannt.

Wir wollen die Wirkung der Geheimnisenthüllung an 4 Fällen darstellen. Drei Fälle stammen aus unserem Krankengut – und der vierte ist durch das Fernsehen publiziert worden, der Tischler Pjotr Kazimierczak.[6]

Fall 1 ist der im 1. Band (S. 134 ff.) beschriebene jugendliche Patient, der auf einer gemeinsamen Klassenfahrt nach Paris bei der Begrüßung durch seine Gastmutter einen Weinkrampf erlebte, der erst nach Tagen aufhörte, als er durch einen Willensakt nicht nur diese Trauer, sondern jedes Gefühl aus sich „herausschmiß". Gefühllos konnte er jetzt die geplante Parisbesichtigung vornehmen, die ihm nicht allzuviel gab, aber die Bedingung für seine paranoiden Ideen als den Übergang zu einer schweren Katatonie schuf.

Man könnte diesen Zusammenbruch als Folge der Trennung von seiner Mutter bei seinem ersten Auslandsaufenthalt interpretieren, würde damit aber nur einem in der Psychoanalyse gebräuchlichen Schema folgen, wonach solche Trennungserlebnisse aufgrund einer übersteigerten Bindung an die Mutter zu psychotischen Reaktionen führen.

Diese Interpretation trifft aber nicht den wahren Anlaß der Psychose. Der Zusammenbruch war nicht durch die Trennung von der Mutter, sondern durch die Trennung von einem nach außen unauffälligen Wahngebilde veranlaßt. Er fühlte sich auf der Fahrt nach Paris als „Weltreisender", aber nicht so, wie sich jeder andere Altersgenosse in der Phantasie gefühlt hätte. Seine „Weltreise" war mehr, höher, beeindruckender als die der anderen, nicht mit der ihren vergleichbar. Er identifizierte sich im Grunde mit einer anderen Weltreise als der, welche die anderen machten. Die nüchterne Begegnung in Paris war nicht die adäquate Begrüßung für diesen „Weltreisenden". Er wurde enttarnt, sein Wahn als Schwindel entlarvt; mit anderen Worten, er wurde behandelt wie jeder andere Gast. Die damit verbundene Verkennung seiner wahren Größe, die von ihm so hochgewichtete Reise, stürzte ihn in die Psychose. Der Gefühlsausbruch, seine veröffentlichte Verzweiflung, war für ihn der entscheidende Anlaß, alle seine Gefühle auszuschalten. Diese hatten ihn ja vor der Gastmutter gedemütigt. Für ihn blieb nur die eine Lösung: Rausschmiß der Emotionen, womit der direkte Weg in die nach zwei Wochen ausbrechende Katatonie beschrieben war.

Bei dem 2. Fall (Band 1, S. 124 f., 149 f.) wird die Geheimnisenthüllung als Psychoseanlaß noch deutlicher: Ein Zahlmeister der deutschen Wehrmacht tarnte sich in der sowjetischen Kriegsgefangenschaft als Kommunist. Diese Tarnung war spärlich, fast lächerlich: Sie bestand aus einigen Lenin- und Marx-Zitaten. Für ihn reichte sie aber aus, um sich als Kommunist zu präsentieren und so, wie er meinte, dem gefürchteten Abtransport nach Sibirien zu entgehen. Wie löchrig seine Tarnung war, erfuhr er bei einer relativ banalen Gelegenheit. Ein Kamerad erwischte ihn bei einer offenbar „unkommunistischen" Handlung: Der Patient, Werkstattleiter einer Schneiderei, behielt 50% des Lohnes ein, den er von sowjetischen Offizieren für Extraarbeiten bekam. Es genügte ein spöttischer Satz des Kameraden – „Und Du willst Kommunist sein!" – um ihn sofort kataton werden zu lassen.

---

6 „Das Geheimnis des Pjotr Kazimierczak", 3-Sat, 19. 12. 1995.

War im ersten Fall die Präsentation des öffentlichen Selbst durch die Überschätzung seiner Stellung in der Klasse und dann aufgrund dieses Gefühls der Überlegenheit als „Weltreisender" eine kümmerliche Verdeckung der privaten Realität, so ist bei dem Rußlandgefangenen die Präsentation nach außen zwar etwas markanter, letztlich aber nicht weniger ungeeignet zur Verhüllung. Diese Verdeckung des Privaten durch die verschiedensten Identitäten ist ein spezifisches Kennzeichen, nach Ansicht von Marin (1995) sogar das spezifische Kennzeichen für die Schizophrenie. Der Schizophrene kann sich eher als der Normale viele öffentliche Identitäten zulegen, die zwar nicht den objektiv vorhandenen, aber seinen gewünschten Eigenschaften entsprechen.

In unserem 3. Fall ist die Tarnung eindrucksvoller und geheimnisdichter. Es handelt sich dabei um den in eine Anstalt eingelieferten schizophrenen Ingenieur, der sich aus verschiedenen Sprachen eine eigene zimmerte (vgl. Band 1, S. 160). Die Mitpatienten fragten ihn, was dieses Kunststück eigentlich bedeuten sollte. Er antwortete: „Ich kann Tagebuch schreiben, ohne daß ein anderer den Text versteht." Auf die Nachfrage, was denn so aufregend oder schützenswert an seinen Geheimnissen sei, gab der Patient auch in der Therapie lange Zeit keine überzeugende Antwort. Je besser vertraut der Patient mit dem Arzt wurde, und dieser den Umweg seiner verschrobenen Schilderung über seine Vergangenheit verstand, desto näher kam man dem Geheimnis.

In diesem Fall war das zu verheimlichende Geschehnis ein sodomitischer Akt, der Verkehr mit einer Kuh. So deutlich wie hier kam das Geständnis, die Mitteilung sonst nie. Obwohl der Patient wußte, daß er mir das Geheimnis schon mitgeteilt und ich ihm gegenüber von diesem Wissen, je nach Situation Gebrauch machte, konnte er dieses beiderseitige Wissen nie so in die Therapie einbringen, daß man dieses Wissen hätte durcharbeiten können, wie etwa bei einer Neurose. Es blieb immer umhüllt in einer Reihe von Denkverschrobenheiten, die das Geheimnis schützten.

In den Vorlesungen, in denen ich diesen Fall wiederholt vorstellte, ließ sich dieses hinter Verschrobenheiten in Wort und Gedanken verborgene Geheimnis nur indirekt aussprechen, und zwar etwa so: „Wir beide wissen, daß Ihnen einmal ein Unglück passierte, wobei die Strahlenverbindung mit Tokio (New York, Südamerika oder irgendein x-beliebiger Ort) eine große Rolle spielte." Diese Hilfestellung ermutigte ihn, weitere Einzelheiten preiszugeben, aber immer nur insoweit, als er sicher sein konnte, deswegen nicht verlacht oder verurteilt zu werden. Also auch die Tagebucheintragungen galten dem Schutz des Geheimnisses. Das Tagebuch hatte für ihn einen entscheidenden Sinn, nämlich den der Beschreibung der sodomitischen Tat. Warum konnte er sich nicht damit begnügen, es ein- oder zweimal eingetragen zu haben, wenn auch verschlüsselt? Warum die ständige Wiederholung im Tagebuch? Es hatte folgenden Sinn: Nur durch genaue Vergegenwärtigung für sich konnte er eine Wiederholung der Tat vermeiden. Es bestand aber die Gefahr, daß die Untat ihm eher wie ein Traum denn als Wirklichkeit erschien. Warum aber konnte er es nicht in der allen gemeinsamen Sprache schreiben? Weil er die Verachtung und Demütigung durch die anderen fürchtete, falls sie in den Besitz der Tagebücher gekommen wären.

An diesem Beispiel läßt sich die Wichtigkeit der analytischen Psychosentherapie zeigen. Sie ist die einzige Therapieform, die dafür sorgt, daß die krankmachende Wirkung beschämender Ereignisse dadurch abgemildert wird, daß man sich ihnen analytisch nähert. Das kann nur schrittweise erfolgen. Wenn man zu direkt auf die kritische Situation aus therapeutischen Intentionen zuläuft, kann es zur Katatonie führen. Berücksichtigt man die gebotene Vorsicht im Umgang mit dem beschämenden Ereignis, wird der Patient in die Lage versetzt, sich dem Schamauslöser im eigenen Zeitmaß zu nähern. Ohne konkrete Konfrontation mit den entscheidenden Beschämungen bleibt die Tendenz zu Alpträumen, Depressionen und Angstzuständen. Die belastenden Situationen müssen detailgetreu berichtet werden. Das ist aber nur in einer Situation möglich, die dem Patienten das notwendige Maß an Vertrauen gibt.

Wir können in diesen Erfahrungen aus der psychoanalytischen Therapie von Schizophrenen auch eine Parallele zur Therapie von Mißbrauchserlebnissen ziehen, wie sie der im Auftrag der UNICEF arbeitende norwegische Kinderpsychologe Magne Raundale an mißbrauchten Kindern in Somalia und anderen afrikanischen Staaten gemacht hat. Hier zeigen die therapeutischen Erfahrungen, daß die Konfrontation mit dem Mißbrauch in allen Einzelheiten zwar schmerzhaft, aber unumgänglich nötig ist. Der norwegische Psychologe fragte ein mißbrauchtes Mädchen nach Einzelheiten des Vorfalls. Die Einzelheiten mußten sehr genau beschrieben werden. Am nächsten Tag nach der Befragung schien Miriam, so ihr Name, sehr traurig. Raundale fragte: „Fühlt Du Dich trauriger noch als gestern?" Sie nickte. „Wäre es besser gewesen, nicht darüber zu sprechen?" Miriam verneinte dies. „Du mußtest mit mir sprechen", sagte sie. „Denn jetzt weiß ich, daß es wirklich passiert ist." Nach einer Pause fragte Raundale: „Aber Du wußtest doch, daß es passiert war, sonst hättest Du nicht davon sprechen können." „Ja", sagte das Mädchen. „Ich wußte es, aber es erschien mir vorher wie ein Traum" (Schneppen 1995). Wir können auch auf ähnliche Erfahrungen bei der Therapie ehemaliger KZ-Häftlinge verweisen. Für nicht wenige waren die Qualen der KZ-Zeit erst dann verarbeitbar, wenn diese nicht pauschal, sondern möglichst detailliert geschildert wurden (Matussek 1971).

Wie sieht aber der Anlaß zur Psychose aus? Wir haben im 1. Band (S. 122) schon auf den beschämenden Charakter des Anlasses hingewiesen. Nun ist noch zu ergänzen, daß die Beschämung, die der akuten Psychose vorausgeht, nicht die erste in der Lebensgeschichte ist. Sie ist vielmehr die letzte in einer Kette von alltäglichen Beschämungen. Man ist in der Therapie aber versucht, einen bestimmten Anlaß als den entscheidenden Wegweiser in die Psychose zu bezeichnen. Im Fall des Kranken, der sich in seiner selbstgebastelten Sprachkonstruktion verhüllte, war es der sodomitische Akt. Die Sprengkraft erkennt man an der Verschrobenheit, die sich bei der Besprechung der zurückliegenden Lebensgeschichte zeigt. Diese Verschrobenheit muß aber gleichzeitig auf die anderen einen faszinierenden Eindruck machen. Sie muß in einer Ferne der Bewunderung gehalten werden.

Sobald der Schizophrene den Eindruck hat, daß er mit seinem krankhaft besetzten öffentlichen Selbst die anderen nicht mehr beeindrucken kann, zieht er sich zurück und erlebt dann die Öffentlichkeit in seinen Halluzinationen und Wahnideen.

Ein aus der Geschichte der Psychiatrie und der Psychoanalyse bekanntes Beispiel für diese Problematik ist die Bedeutung, die man der Homosexualität bei der Entstehung von schizophrenen Verhaltensweisen zuschob. Freud hat diese

Beziehung als erster und am nachhaltigsten betont, mit der Unterstellung, diese sexuelle Neigung sei vorwiegend im Unbewußten, wo sie eine größere Spreng- kraft verursachen könnte, als wenn sie lediglich im Bewußtsein wäre, aber nicht bekannt, nicht geoutet werden würde. Diese Annahme sieht die Problematik in der Spannung zwischen Bewußtem und Unbewußtem und nicht in der zwischen Privatem und Öffentlichem, wo sie tatsächlich stattfindet, wie sie Dannecker u. Reiche (1974) sowie Bele u. Weinberg (1978) belegen.

Das schwerwiegendste Problem für die Homosexuellen ist das Coming-out, der erste homosexuelle Akt. Vor dieser Veröffentlichung hat der Homosexuelle Angst, und Selbstmord ist als Konsequenz nicht selten. Nach dem Coming-out ist das Problem geringer. Es verschiebt sich dann auf die Problematik der Promis- kuität oder Paarbildung.

Mit dem Gegensatz „bewußt – unbewußt" ist dieser Konflikt nicht zu ver- stehen. Den meisten Betroffenen ist ihre Neigung durchaus bewußt. Nur haben sie Angst, damit öffentlich zu werden. Wir hatten das im 1. Band (S. 134 ff.) am Beispiel eines Schülers beschrieben, der seine Klassenkameraden nicht – wie in dieser Klasse üblich – an seinem Geburtstag zu sich nach Hause einlud. Er hatte Angst, daß die Mitschüler aus der Art seines Wohnens (Tische, Bücher, Lampen und alles, was zu sehen war) Schlüsse auf sein Inneres hätten ziehen können. Damals war er 15 Jahre alt und hatte noch keine definitive Ahnung von seiner Homosexualität. Darüber wurde er sich erst während seines Jurastudiums klar. Er konsultierte mich wegen seiner homosexuellen Neigung, und zwar insbesondere wegen der speziellen Frage, ob er sich mit einem jungen Mann, den er schon lange aus der Ferne bewunderte, sexuell einlassen sollte. Ich hatte keine ent- scheidenden Einwände. Nachdem das Coming-out erfolgt war, trat nach kurzer Phase des „Glücks" bald die Ernüchterung ein. „So toll, wie ich es mir vorgestellt hatte, war es nicht." Mit dieser Ernüchterung verschwand aber keineswegs die Angst, die anderen, zu denen auch seine Eltern gehörten, könnten bei ihm etwas entdecken, was er ihnen nicht zeigen oder sagen wollte. Er wußte nur nicht, was es war. Der inzwischen im Staatsdienst tätige Jurist bekam später seinen ersten schizophrenen Schub.

Das deutet darauf hin, daß die oben beschriebene Angst, die anderen könnten im Tagebuch oder in der Wohnung etwas Schlechtes oder für ihn Unangenehmes entdecken, nicht die ganze Wahrheit ist.

Das Tagebuch hat unabhängig von Eintragungen über „gute" oder „böse" Taten eine Sonderfunktion für jeden, besonders aber für den Schizophrenen. Man möchte im Tagebuch das Private festhalten, also das, was nicht für die Öffentlich- keit bestimmt ist. Man kann natürlich auch Tagebücher für die Öffentlichkeit schreiben, wie es zum Beispiel Heidegger getan hat. Der primäre Zweck ist jedoch das Private. Diese Zielsetzung kommt, der Psychologie der Selbstenthüllung zufolge (Schmidt-Atzert u. Haubl 1986, S. 82), besonders in der Pubertät zur Geltung. Jugendliche haben Angst, anderen ihr Privates zu enthüllen; sie möchten nicht das zeigen, was sie von sich wissen. Die Interviews, die Broughton 1981 mit Jugendlichen von 14–18 Jahren durchführte, unterstützen diese Annahme. Broughton fragte nicht nach Inhalten des Selbstkonzeptes (Wer bist du?), sondern nach Metakognitionen (Was stellst du dir unter einem Selbst vor?). Antworten wie „Dein wirkliches Selbst sind Dinge, die du dir selbst zugestehst, aber anderen

nicht zeigst" oder „Dein Bewußtsein ist etwas sehr Geheimes, meistens behältst
du es für dich" belegen, daß die Jugendlichen ihr wahres Selbst geheimhalten. Sie
sind besorgt, ihre Individualität zu verlieren, wenn sie sich mitteilen. „Wenn jemand alles über mich weiß, werde ich ein Teil von ihm!" Möglicherweise bewirkt
diese „Depersonalisierungsangst" (Broughton), daß das pubertäre Selbstkonzept
in Befragungen konstanter erscheint, als es wirklich ist.

Diese von den Jugendlichen gewonnenen Erfahrungen deuten auf die Wichtigkeit der Unterscheidung von privatem und öffentlichem Selbst hin. Sie zeigen
überdies, daß man auf die Frage, wer man ist, nicht unmittelbar mit „Ich bin der
und der" antworten kann, sondern immer nur mit Metakognitionen, z.B. ich bin
ein Dresdner, ich bin Oberschüler usw. Das Öffentliche dient dazu, den anderen zu
sagen, was man selbst ist, ohne sein privates, sein eigentliches Selbst zu zeigen.
Diese bei Jugendlichen deutliche Tendenz als Entwicklungsschritt ist bei Schizophrenen die Grundlinie, wie es sich an dem Modell vom öffentlichen und privaten
Selbst am besten darstellen läßt. Wir werden das an den Beispielen von Jung,
Heidegger und Springer noch näher beschreiben. Hier sei nur zur Verdeutlichung
unserer Hypothese auf den Danziger Tischlermeister Pjotr Kazimierczak hingewiesen, über den die oben erwähnte TV-Sendung folgendes berichtete: Der Tischler baut seit Jahren, nach der bei seinem Vater absolvierten Lehre, an einem
riesengroßen Gebäude ganz aus Holz, ohne jede maschinelle Hilfe, weil — wie er
angibt — nur das handbearbeitete Holz sein Geheimnis mitteile. Keiner, der
dieses monströse Werk bestaunt, ob aus seinem Dorf oder von weit her, weiß, was
es mit diesem beeindruckenden Gebäude auf sich hat. Wird es ein Schloß? Ein
Riesenbordell? Eine Kathedrale? „Die Besucher kommen und staunen. Sie fotografieren sich gegenseitig. Sie schauen hinauf und spekulieren: Was kann das
sein? Ein Ferienhaus sicher nicht. Ein Hotel? Ein Erholungszentrum für reiche
Ausländer? Ein Puff mit einem Casino? Ein Kloster? Der Sitz einer Sekte? Manche haben irgendwo gehört, daß es um eine edle Sache geht. Die anderen sind fest
überzeugt, daß hier öffentliches Geld verschwendet wird. Entweder entsteht hier
eine Kirche oder ein Bankettsaal. Die Frau des Künstlers sagt: ‚Ich habe immer
Angst vor dieser Größe gehabt. Ich habe immer gefürchtet, daß es große Verwir-
rung gibt, wenn die Leute das sehen.' Auch der Meister, der hier angestellt ist,
sagt, daß er nicht wisse, was hier gebaut wird, und Kazimierczaks Frau erklärt:
‚Das ist das Geheimnis meines Mannes. Ich glaube, ich weiß es, aber ich möchte
es nicht verraten. Obwohl ich weiß, [...] eigentlich ahne ich es nur. Er muß es
selbst sagen.' Und zwar sagt er: ‚Das ist mein Ziel und meine Mission, die ich zu
erfüllen habe. Jeder Mensch hat auch eine Mission im Leben. Mein Ziel und meine
Mission ist das Schloß. Wenn alles fertig wird, sage ich, was der Sinn des ganzen
ist.' Auch sein Sohn arbeitet mit an dem Werk, ohne dessen letzten Sinn zu kennen.
Er lernt aber, das Holz wie etwas Heiliges zu behandeln. Nur so — sagt der Vater —
können Objekte entstehen, die Emotionen wecken." Dieses Ziel ist auch bei Jung,
Heidegger und Springer nachzuweisen. Gefühllose, zu denen auch die Schizophrenen gehören, suchen in ihrem Werk die Emotionen bei anderen zu wecken.

Es bleibt allerdings die Frage, ob die Aktivierung der Gefühle der anderen die
einzige, zumindest die wichtigste Funktion solcher und ähnlich beeindruckender
Großprojekte ist. Das muß man verneinen. Zwar enthält die öffentliche, von allen
Seiten zu sehende und eventuell zu bestaunende Seite des Werkes eine Absicht, die

sich auf die anderen bezieht, schon wegen des prinzipiell narzißtischen Überge-
wichts des öffentlichen Selbst. Daneben gilt aber auch die Bedeutung des Werks
für das private Selbst, und zwar wegen des Geheimnisses, das jedes private Selbst
in sich schließt. Je schwächer das private Selbst ist, desto wichtiger ist das
Geheimnis, so banal es auch im einzelnen sein mag. Pjotr Kazimierczak gibt das
Motiv seiner verschrobenen Bautätigkeit nicht preis. Nicht einmal seiner Frau
offenbart er sich. Die Frage nach dem Zweck dieser Konstruktion, mit der er
ständig bedrängt wird, beantwortet er nicht. Erst wenn das Monumentalbauwerk
fertig sei, würde er sagen, ob es ein Dom, ein Bordell, ein Schloß, ein Rathaus, ein
Konzertsaal oder irgend etwas anderes ist. Er wird aber sein Motiv nicht verraten,
und zwar aus einem einzigen Grund: Er kennt es selber nicht. Er weiß nicht,
warum er unentwegt solche „Monster" bauen muß, die halb bewundernd, halb
spöttisch kommentiert werden. Der Grund ist der, den Jung – den wir im nächsten Kapitel vorstellen – in seiner Autobiographie (Jaffé 1992) meint. Der
Schizophrene hat keine Zwischenwände zwischen seinem privaten und seinem
öffentlichen Selbst. Er kann also nicht etwas nur für sich denken; er muß sein
Innerstes preisgeben, nicht weil er es will, sondern weil er es nicht anders kann. Er
muß dabei die Zwischenwände zwischen privatem und öffentlichem Selbst durch
Verschrobenheiten dicht machen.

Jener bereits erwähnte Schüler, der den Brauch seiner Klassenkameraden, sich
gegenseitig zum Geburtstag einzuladen, nicht mitmachte, weil er Angst hatte, aus
der Art seines Wohnens entlarvt zu werden, vermochte nicht anzugeben, welche
Aspekte seines Privaten von einer solchen Entlarvung hätten betroffen sein
können. Auch seine Jahre später ausbrechende Psychose begann mit dem Wahn,
Nachbarn würden in seine Wohnung eindringen. Er fand keinen Ort, an den er sich
ohne das Gefühl, die anderen seien schon da, zurückziehen konnte. Seine Zwischenwände, die ihm schon Jahre vor der akuten Psychose fehlten, konnte er nur
durch seine Verschrobenheit ausgleichen. Er tat nicht das, was in dieser Klasse bei
Geburtstagen üblich war: Er ließ seine Kameraden nicht in seine Wohnung.

Früher und gelegentlich auch heute bringt man diese Art der Geheimhaltung
des Privaten mit sozial nicht akzeptierten homosexuellen Trieben in Verbindung.
Diese alte Erklärung ist zu einseitig und zu kurz. Es geht nicht nur um die unterschiedliche Bewertung eines privaten Erlebens durch „ich" und „die anderen" –
obwohl das auch eine Rolle spielt –, sondern um den Wegfall des privaten Geheimnisses. Das Geheimnis hat nämlich nicht nur einen negativen Beigeschmack – man
will etwas verbergen, was unrechtmäßig, unsittlich, verboten oder dergleichen ist
oder was man dafür hält – sondern auch etwas Positives, was dem Schizophrenen
nicht gegeben ist, wie es Jung beschreibt und wie es aus der Klinik auch bekannt
sein müßte. Kein Arzt und Psychotherapeut gibt sich die Mühe, wie es hier am
Beispiel von Pjotr Kazimierczak gezeigt wurde, die positiven Geheimnisse des
einzelnen zu begründen. Eine Parallele zu dieser Geheimnisbewahrung dürften
die Werke von Jung, Heidegger und Springer sein, auf die wir später eingehen
werden. Zwar ist bei allen dreien das Motiv für ihre weltberühmten Werke wohl-
bekannt. Große beeindruckende Philosophie, Psychologie oder Verlagstätigkeit.
Bei dieser Dauerproduktion, die der Öffentlichkeit etwas Großes, zu Bewundern-
des mitteilen soll, fallen auch immer wieder minderwertige, zweitrangige Werke
an. Das gilt nicht nur für Springers BILD-Zeitung, sondern auch für manche

Aufsätze und Publikationen, die zum Teil, wie bei Jung, auch auf gefälschtem Material beruhen (vgl. Noll 1994). Alle drei müssen ständig produzieren, wobei die Frage für sie keine Rolle spielt, ob das Produzierte veröffentlicht zu werden verdient. Sie mußten auch mit unreifen Früchten an die Öffentlichkeit. Der Nicht-schizophrene, bei dem die Zwischenwände zwischen privatem und öffentlichem Selbst vorhanden sind, kann Wertloses vor der Öffentlichkeit grundsätzlich zurückhalten. Der Schizophrene dagegen muß in die Öffentlichkeit, muß seine äußere Seite durch Verschrobenheit, Verstiegenheit und Manieriertheit pflegen, weil er sein privates Selbst nicht ausreichend schützen kann.

Adynamie versus Antriebslosigkeit

Das dritte Element unseres therapeutischen Wegweisers, wie es sich aus dem Konzept von öffentlichem und privatem Selbst ergibt, ist das der emotionalen Antriebs- und Erlebensqualität. Wie schon im 1. Band (S. 137) ausgeführt, ist es die Abspaltung von Gefühlen bzw. deren Einschluß im Privaten. Dem Kliniker ist dieses Phänomen vertraut. Es tritt ihm bei der Schizophrenie als Adynamie, bei der Depression als Antriebslosigkeit entgegen. Es handelt sich dabei um Grund- bzw. Primärsymptome, die gleichsam eine Dimension darstellen. Je nach ihrer Stärke verschwinden auch die von ihr abhängenden Sekundärsymptome. Für die Schizophrenen habe ich das an dem jungen Schüler beschrieben, der nach einer Paris-Reise psychotisch wurde. Vor dieser Fahrt durchlebte er eine Situation, die von außen eher bei- als abfällig aufgenommen wurde. Er arbeitete sich in seiner Klasse von einem der letzten Plätze auf den des Klassenprimus vor. Er mußte dafür viel Energie aufwenden, so daß er nach diesem Triumph ein etwas zwiespältiges Gefühl hatte: einerseits die Freude über den Sieg, andererseits aber völlig ausgelaugt, völlig entkräftet. Er beschloß, niemals mehr eine mit so viel Energie und Gefühl betriebene Anstrengung zu unternehmen. Als er nach Paris fuhr, war er eigentlich schon ein Geteilter. Seine Stellung als Klassenprimus war die emotionale Grundlage für sein wahnähnliches Gefühl als Weltreisender, für die Identifizierung mit seiner Rolle, die äußerlich nicht anders war als bei den anderen, aber subjektiv als Weltreise stilisiert wurde.

Dieses Erlebnis ist exemplarisch für die Erfahrungen, die die Patienten während der analytischen Psychosentherapie berichteten. Nach entsprechenden therapeutischen Maßnahmen wurde durchweg eine Zunahme von Initiative, Lebensfreude und emotionaler Lebendigkeit konstatiert (Matussek u. Schwarz 1990).

Beim Depressiven, bei dem der Gefühlsrückgang auch eine zentrale Rolle spielt, erscheint das Phänomen bei der Zugrundelegung des Paradigmas öffentlich – privat als Antriebslosigkeit. Der Depressive will nicht nach außen, zu den Mitmenschen und der Öffentlichkeit, weil er sich dort immer anders verhalten muß als ihm eigentlich zumute ist. Ihm entgleitet diese Welt. Er möchte auch mal nur nach seinen eigenen Interessen leben. Ehe solche Gefühle gedacht und in der Therapie dann auch ausgesprochen werden, legt er einen langen Weg der Selbstverleugnung hinter sich. Der Depressive tut meist das, was die anderen von ihm wollen oder er sich abzufordern müssen glaubt. Das kann extrem viel werden, wie ich es im 1. Band am Beispiel eines Direktors gezeigt habe. Der Vater von

5 Kindern war wegen zahlreicher Verpflichtungen erschöpft. Er fühlte sich ausgelaugt. Er glaubte aber, daß es sich lediglich um eine kurzfristige Überarbeitung
handelte und er den Urlaub nicht benötigte, den sein Arzt ihm wiederholt empfahl.
Schließlich konnte ihn seine Frau zu einer Kur überreden. Er ging aber nicht in
ein Sanatorium, sondern in das Haus seiner längst schon verstorbenen Mutter
und erhängte sich. Das war für die Familie um so unverständlicher, als er wegen seiner vielfach gerühmten, außerordentlichen Leistung zum Vorstand eines
großen Industrieunternehmens berufen wurde.

Man könnte den Suizid als das Gegenteil von Unauffälligkeit, Ordentlichkeit,
Anpassung bezeichnen. Gelegentlich wird als Grund für diese unerwartete Tat
ein in der Lebensgeschichte nachweisbarer Selbsthaß, ein masochistisches Motiv
gefunden. Häufiger wird man wohl an die beiden Motivationsketten denken, die
Freud (1916) in seinem Aufsatz „Die am Erfolg scheitern" beschrieben hat:
Versagung und Erfolg als Motive für einen Suizid. Die Versagungsgründe für
einen Selbstmord sind bekannter – etwa unheilbare Krankheit, Tod eines Angehörigen, Einsamkeit, berufliches Scheitern, Drogenmißbrauch. Freud rechnet zu
dieser geläufigen Skala von suizidauslösenden Notlagen aber auch das Gegenteil,
nämlich den Erfolg. Die Ursache sieht er vordergründig im Gewissenskonflikt,
hintergründig im Ödipuskomplex. Aus psychoanalytischer Sicht ist diese Annahme verständlich. Sie reicht aber oft nicht aus, wie es der erwähnte Fall zeigt.
Ich halte die Erklärung einer unüberwindbaren Antriebslosigkeit da für zutreffen-
der. Sie verdeutlicht den Verbrauch der Energie im Dienst des privaten Selbst,
wie er sich eindrucksvoller als in der Auflistung und Kategorisierung eines Tages-
ablaufs nicht zeigen läßt (s. S. 31).

Hier fehlt jede Kraft für die mustergültige Durchführung – jeder Depressive
bemüht sich um Mustergültigkeit – des ihm angetragenen Vorstandspostens. Der
Tagesablauf eines Managers könnte ähnlich aussehen. Das Besondere an diesem
Fall ist der Rechenschaftsdruck, der aus dem minutiösen Auflisten und Kategori-
sieren des Alltags ersichtlich ist. Die geläufige Erklärung eines übersteigerten
Gewissens oder einer pedantischen Ordnungsliebe greift hier zu kurz. Sie läßt sich
zwar ebenfalls aus dem Diagramm herauslesen, reicht aber zum Verständnis der
Antriebslosigkeit und des Suizids nicht hin. Der Lebensausstieg erfolgte bei
diesem tiefreligiösen Menschen in dem Augenblick, in dem die Energie für die
Befriedigung des privaten Selbst ausgeschöpft war. Ihm blieb keine Kraft mehr
für die Erfüllung der ehrenvollen Aufgabe, die ihm jetzt übertragen wurde. Er
hatte für sein öffentliches Selbst nicht mehr die Kraft, die für eine vorbildliche
Ausübung des Vorstandsamtes notwendig gewesen wäre. Er hätte natürlich den
Ruf ablehnen und sich auf das beschränken können, was er bisher erfolgreich
getan hatte. Aber das war ihm zuwenig. Dann lieber ein von allen unerwarteter
Abgang als mit mittelmäßiger Leistung zu leben. Er brauchte die außergewöhnliche Prämierung durch die Öffentlichkeit, die er aber mit seinem bisherigen
Energieverbrauch nicht mehr schaffen zu können glaubte. Der Unterschied
zwischen den beiden Erscheinungsweisen eines krankheitsbedingten Entzugs an
Lebensenergie kommt auch in den Modellanalysen des 1. Bandes zum Ausdruck:
So konnte Glenn Goulds früher Erschöpfungstod auf die übergroße Anstrengung
zurückgeführt werden, der Öffentlichkeit ein möglichst eigenwilliges Selbst zu
präsentieren. Eine Antriebsschwäche dagegen überfiel den ganz auf sein Privates

	Di 1	Mi 2	Do 3	Fr 4	Sa 5	So 6	Mo 7	Di 8	Mi 9	Do 10	Fr 11	Sa 12	So 13	Mo 14	Di 15	Mi 16	Do 17	Fr 18
																	CRP	CRI
Arbeitszeit (einschl. Fahrt)																		
Vormittags	–	4¾	4¾	5	–	–	4¾	4¾	4	4	5	–	–	4¾	2½•	–		
Nachmittags	–	4½	5	5	–	–	4	4½	4	4¾	3½	–	–	4½	4½	–	11½	10
Zu Hause:																		
Frühstück/Abendessen	¾	¾	¾	¾	1	1	¾	¾	¾	¾	¾	1	1	¾	¼	¼	¼	¼
Mittagspause	1½	1¼	1¼	1¼	1	1½	1½	1¼	1½	1¼	1½	2	2	1½	1¼	–	–	–
Lesen, Schriftsachen	1	–	–	1	3	5	2	1	2	½	–	½	–	–	–	–	–	1½
Spaziergang	–	–	–	1	–	2	–	–	–	–	–	–	–	–	–	–	–	–
Gartenarbeit	–	–	–	–	3	–	–	–	–	–	–	2	–	–	–	–	–	–
Zusammensein	–	½	–	1	1	1	½	½	½	2	–	½	1	–	½	–	2	2
Beschäftigung mit Kindern	1	–	–	–	1	1	–	–	–	–	½	½	1	–	–	–	–	–
Hausarbeit	1	–	–	–	½	½	–	–	–	–	–	1	1	1	–	–	–	–
Gäste bei uns	6	–	–	–	–	–	–	–	–	–	–	–	–	5½	–	–	–	–
Einkaufen	–	–	–	–	3	–	–	–	–	–	–	2	–	–	2½	–	–	–
Unterhaltung (Theater, Kino, Tanzstunde etc.)	–	–	5	–	–	–	–	2½	–	–	–	–	–	3	–	–	–	–
Eingeladen	–	–	–	–	–	–	–	–	–	–	–	7¾	4½	6½	–	–	4	–
Dienst an der Gemeinschaft (Regenbogen, Rhein, Verein, CDU, Rheinstein, Christl. Gruppe, Besuche u. Zerstreuung Hilfsbedürftiger)	2	2½	–	–	–	½	–	–	–	–	–	–	–	–	½	10	–	–
Gottesdienst, Gebet, Schriftlesung	1¼	–	–	¼	¼	1¼	–	¼	¼	¼	–	–	1¼	–	–	–	–	–
Sonstiges Anziehen, Waschen, Fahrten etc.	1½	1¾	¾	¾	2¼	2½	2	2½	2	–	2½	2¼	½	1½	2¼	2¼	2¼	2¼
Schlafen	8	8	6½	9	8	8	8	7½	8½	5	7½	8½	5½	7½	7½	8	8	8
	24	24	24	24	24	24	24	**25**	24	24	24	24	**24½**	24	24	24	24	24

Man beachte in der Ergebniszeile die 25 Stunden am 8. und die 24½ Stunden am 13. des Monats. Der Patient hat sich hier „zu seinen Ungunsten" verrechnet.

zurückgezogenen, depressiven Dichter Grillparzer immer dann, wenn er sich
äußeren Anforderungen ausgesetzt sah – so insbesondere dem ihn erdrückenden
Vergleich mit Goethe.

Tabellarisch verkürzt lassen sich die Hauptgesichtspunkte für das psychodynamische Verständnis der depressiven und schizophrenen Störungen folgendermaßen darstellen:

	Privates Selbst	Öffentliches Selbst

Depression	Dominant für
	  Definition des Selbst
	  Narzißtisch überhöht
		Belastung und
		  Überforderung

Schizophrenie	Geheimnis
	Abschirmung
		Dominant für
		  Definition des Selbst
		  Narzißtisch überhöht

B Modellfälle

Wir haben in den vorangegangenen Abschnitten zu zeigen versucht, wie unspezifisch die Ursachen depressiver und schizophrener Störungen sind und dementsprechend unterschiedliche Verläufe und Bilder produzieren. Der eine kommt mit einigen Tagen Depression durchs Leben, während ein anderer über Jahre aus seiner verschlossenen Kontaktlosigkeit nicht herauskommt. Auch kurzdauernde schizophrene Episoden gibt es in fast jedem Alltag neben chronisch Schizophrenen, die notfalls in einer Klinik leben müssen. Woran liegt diese Buntheit der Symptome? Wir wollen an Beispielen von Personen des öffentlichen Lebens zeigen, wie man einerseits höchst erfolgreich und anerkannt sein kann, auf der anderen Seite aber mit psychischen Störungen zu kämpfen hat. Wir werden zunächst solche Beispiele wählen, bei denen die krankhafte Besetzung des öffentlichen Selbst und somit die Tendenz zur Schizophrenie deutlich ist. Zu dieser Gruppe gehören Jung, Heidegger und Springer. Die Schriftsteller mit einer Depressionsneigung werden wir in einer späteren Auflage darstellen.

Manchen Kenner der ausufernden Literatur über Kreativität wird die Psychiatrisierung der genannten Personen nicht überraschen, weiß er doch nicht zuletzt aufgrund der sehr detaillierten Untersuchung von Post (1994) über die Genies in den letzten 200 Jahren, daß es nur etwa 5% geniale Wissenschaftler, Künstler, Politiker, Maler, Musiker, Schauspieler und Schriftsteller gibt, die *nicht* psychisch gestört waren. Weniger wichtig ist dabei der seit dem Altertum angenommene Zusammenhang zwischen Kreativität und Wahnsinn als der Nachweis ihres Zusammenspiels. Der Hinweis auf das Schöpferische der Krankheit, wie ihn etwa Ellenberger (1985) zur Erklärung der Koinzidenz von Psychose und Genialität bei Jung heranzieht, geht am eigentlichen Grundproblem vorbei: Wenn wir aus Krankheitsbildern lernen wollen, um therapeutische Hilfe anbieten zu können, haben wir nicht nur nach dem Einfluß psychischer Abnormalität auf die schöpferische Aktivität zu fragen, sondern vor allem umgekehrt nach dem Einfluß außergewöhnlichen Schaffens auf Art und Verlauf der Krankheit. Den von uns gewählten Fällen – Jung, Heidegger und Springer – ist gemein, daß sie psychiatrische Hilfe weder bekamen noch suchten. Sie lehnten diese ausdrücklich ab. Das ist kein Zufall. Mit der Akzeptierung psychiatrischer Therapie, vielleicht sogar dem Wunsch danach, hätten sie ihre Schwierigkeiten noch stärker erlebt, als sie es ohnehin schon taten. Sie glaubten, noch kränker zu werden, wenn sie einen Arzt um Hilfe bäten. Denn das hätte ihre Hilflosigkeit öffentlich dokumentiert und ihre Scham verstärkt.

Was nun den Einfluß ihrer Öffentlichkeit für den Ausbruch und den Verlauf ihrer Psychose bedeutet, ist von Fall zu Fall verschieden. Sicher kann man sagen, daß bei den drei Genies der Verlauf der Erkrankung schwerer gewesen wäre, wenn sie nicht so großen Widerhall in der Öffentlichkeit gefunden hätten. Bei ihnen ist es anders als bei dem im 1. Band dargestellten Moskauflieger Matthias Rust. Hier hatte zwar auch die Veröffentlichung einer bisher nie dagewesenen Leistung, der Landung auf dem Roten Platz, denselben psychopathologischen Stellenwert wie die Verstiegenheit bei Jung, Heidegger und Springer, nämlich das Beeindrucken einer angepeilten Freundin. Wegen der Einmaligkeit der Aktion war der Effekt bei Rust aber nur begrenzt und konnte, wie aus Presseberichten ersichtlich ist, die beim Nahkontakt auftretenden Probleme nie ausreichend kompensieren.

Bei unseren drei Beispielen handelt es sich dagegen um Genies, die ihre Außergewöhnlichkeit nicht nur durch einen einzelnen Akt, sondern durch eine Dauerleistung ihrer Persönlichkeit zustandebrachten, die auch bei der Öffentlichkeit einen überdurchschnittlichen Beifall erzeugte und dadurch den Verlauf der Störung wesentlich milderte, so daß diese kaum feststellbar war, ja für viele unsichtbar blieb.

Carl Gustav Jung

Jung dürfte ein lehrreiches und vieldiskutiertes Beispiel für einen dauernden Kampf mit einer drohenden bzw. ausgebrochenen Psychose sein. Durch sein ganzes Leben zog sich die Abwehr einer psychotischen Entgleisung, unabhängig davon, wie man sie damals und heute bezeichnen mag. Auf die zahlreichen Biographien über Jung möchte ich hier nicht eingehen. Sie decken ein breites Spektrum biographischen und wissenschaftlich bedeutenden Materials ab. Ich stütze mich auf seine Autobiographie (Jaffé 1992).

Wie läßt sich die Kreativität von Jung mit seiner schizophrenen Psychose bzw. deren Abwehr am besten erklären? Die Annahme einer Verbindung von Wahnsinn und Genie erklärt nämlich nicht alles an einem überragenden Werk, zumindest nicht die unterschiedlichsten Betätigungsfelder. Ob jemand als Musiker, Maler oder Wissenschaftler seine Kreativität auslebt, ist von entscheidender Bedeutung. Erst kürzlich hat Post anhand von 100 amerikanischen und britischen Literaten nachgewiesen, daß Romanschriftsteller eine höhere Rate an bipolaren Depressionen haben als Lyriker (Post 1996).

Unsere Fragestellung lautet daher: Wie läßt sich das Werk von Jung – wie auch das später untersuchte von Heidegger und Springer – mit der Persönlichkeitsstruktur in Verbindung bringen? Bestehen überhaupt solche Verbindungen?

Relativität der Diagnose Schizophrenie

Was die Persönlichkeitsstruktur von C. G. Jung betrifft, so existieren viele auch jüngst erschienene Biographien (Ellenberger 1985; Höfer 1993; Kerr 1994; Noll 1994), jedoch keine einheitliche Aussage über seine Persönlichkeit. Das soll nicht heißen, daß eine Einheitsbiographie wünschenswert wäre. Sie ist es für Jung genauso wenig wie für andere Genies. Allerdings gibt es Persönlichkeitsmerkmale, die für unsere Frage nach der Beziehung zwischen Genie und Wahnsinn von Bedeutung sind. Wenn nämlich die alte Formulierung Gültigkeit behalten soll, dann muß die betreffende Person wirklich „wahnsinnig" sein, d.h. an einer Psychose leiden, und nicht etwa an anderen Abnormitäten wie Depressionen, Alkoholismus, Drogen-, Tabletten- oder Spielsucht.

Bei Jung müssen wir also die Frage stellen: Wahnsinn, ja oder nein? bzw.: Hatte Jung eine Psychose? Die Ansichten hierüber gehen auseinander. Kurt R. Eissler (1982) hält die intensive Beschäftigung mit seinem Inneren für die Ursache, daß sich Jung in der Öffentlichkeit überhaupt so erfolgreich bewähren konnte und ihm eine offene Psychose erspart blieb. Er bescheinigt ihm dafür aber ein erhebliches Charakterdefizit, während Winnicott (1969) eine Kindheitsschizophrenie diagnostizierte (vgl. Höfer 1993, S.117). Henry F. Ellenberger (1985) bestreitet die Diagnose Schizophrenie. Er nennt die Erscheinungen, die im allgemeinen als psychotisch bezeichnet werden, einfach „schöpferische Krankheit" und stellt sie auf die gleiche Stufe wie die mystischen Erlebnisse bei Paulus, Therese v. Avila oder Johannes vom Kreuz.

Diese drei unterschiedlichen Diagnosen sind nicht die einzigen Belege für die Schwierigkeiten der Kategorisierung und Bewertung Jungs. Sind seine Auffälligkeiten nur Ausdruck seines Genies, wie Ellenberger meint, oder hat er eine Krankheit? Wenn ja, ist ihr Grad sehr schwer, da sie schon in der Kindheit auftritt (Winnicott), oder eher harmlos, nicht als Schizophrenie, sondern lediglich als Charakterdefizit zu bewerten, unschön zwar, aber nicht psychotisch?

In diesem Zusammenhang ist es interessant zu sehen, wie Jung als einer der erfahrensten Schizophrenieforscher seiner Zeit sich selbst beurteilte: „Der Unterschied zwischen den meisten anderen Menschen und mir liegt daran, daß bei mir die Zwischenwände durchsichtig sind. Das ist meine Eigentümlichkeit. Bei anderen sind sie oft so dicht, daß sie nicht dahinter sehen und darum meinen, es sei auch gar nichts da" (Jaffé 1992, S. 357). Damit beschreibt er das Symptom, das am deutlichsten das schizophreniespezifische Übergewicht des öffentlichen über das schwache private Selbst beschreibt. Paul Federn (1956) drückt es mit dem Fehlen der Ich-Grenzen aus und deutet damit an, daß sich Schizophrene nicht vor den anderen, den Fremden schützen können. Sie stehen in der ständigen Gefahr der Überfremdung und versuchen sich durch die Errichtung künstlicher Ich-Grenzen zu schützen. Dazu gehören Manieriertheit, Verstiegenheit und Verschrobenheit, wie es Binswanger als für die Schizophrenen typische Abwehr beschrieben hat. Die Abwehr bezieht sich aber nicht nur auf die Öffentlichkeit, sondern auch auf das private Selbst. Am Beispiel des Tischlermeisters Pjotr Kazimierczak habe ich diese Problematik im Kapitel „Geheimnis versus Unbewußt" beschrieben. Der Schizophrene kann nicht frei über Äußerungen und Mitteilungen seines privaten Selbst verfügen. Wegen der nicht vorhandenen Zwischenwände vermag er manches nicht zurückhalten, was der Nicht-Schizophrene jederzeit kann.

Bei dieser eindeutigen Selbstdiagnose ist es verständlich, daß Jung in seiner Autobiographie (bei der er nur die ersten drei Kapitel selbst geschrieben, die anderen aber Aniela Jaffé diktiert hat) viel häufiger von seinen Entdeckungen redet, die er durch unermüdliche Innenschau gemacht hat. Wir wollen uns daher auf die Gründe und Folgen dieser Innenschau konzentrieren.

Lebenslange Innenschau

Ausgangs- und Zielpunkt seines Lebenswerkes ist das Eindringen in das Geheimnis der Persönlichkeit, genauer, seiner Persönlichkeit. Alles, was er untersuchte, galt letztlich diesem Ziel, auch wenn er in seiner Tätigkeit als Psychiater die Persönlichkeit seiner Patienten zu erforschen versuchte. Dafür sind aus dieser Zeit seine Assoziationsexperimente bei Schizophrenen ein in der Fachwelt bekanntes Beispiel. Nach der Begegnung mit Freud richtete sich diese Innenschau ausdrücklich auf seine eigene Persönlichkeit, insbesondere aber auf den unbewußten Hintergrund seiner Phantasien und Träume. Einerseits war diese Suche nach den unbewußten Ursachen eher mühselig und zeitraubend, andererseits auch wieder direkter. Jung preßte seine Traumentdeckung in ein ihm seit seiner Kindheit bekanntes Schema, die Götter- und Sagenwelt eigener und fremder Kulturen, die ihm seine Mutter allabendlich als Gutenachtgeschichte vorlas.

Wie auch immer dieser Prozeß im einzelnen aussah, ist weniger wichtig als die Tatsache, daß sich Jung allmählich immer stärker, ja fast ausschließlich, für das Geheimnis seiner eigenen Persönlichkeit interessierte, für das seiner immer zahlreicher werdenden Patienten hingegen nur insoweit, als sie seine Theorien bestätigten. Daß ihm dabei auch Betrug, Mogelei und Gewalttätigkeit nicht fremd war, wie Noll (1994) es beschrieb, ist weniger ein Verbrechen als die Konsequenz seiner fixen Idee, das Geheimnis seiner Persönlichkeit zu lüften. Diese Persönlichkeit war im Kern schizophren, was Jung wußte, aber nicht als Fluch, sondern als Gnade und Auserwählung erlebte. Dadurch konnte er vieles Unverständliche an der Schizophrenie, was den meisten Menschen unheimlich ist, als ein natürliches, in der Menschheitsentwicklung angelegtes Reaktionsschema verstehen und in seinem Mammutwerk den nichtschizophrenen Mitmenschen verkünden und erklären. Der Preis, den Jung für die Entdeckung seiner Persönlichkeit und indirekt aller Schizophrenen zu zahlen hatte, war eine zunehmende Spaltung seiner Persönlichkeit.

Spaltung zwischen öffentlichem und privatem Selbst

Jung hat schon als Jugendlicher eine außergewöhnliche Fähigkeit in der Selbstbeobachtung entwickelt – eine Fähigkeit, die größtenteils durch eine kritische Familiensituation in seiner Kindheit bedingt ist und die er später in der Schule und im Studium, besonders aber während seiner psychiatrischen Tätigkeit noch verfeinert. In seinem Lebensrückblick erkennt er: „Mein Leben ist durchwirkt und zusammengefaßt durch ein Werk und ein Ziel, nämlich in das Geheimnis der Persönlichkeit einzudringen. Alles ist aus diesem zentralen Punkt zu erklären, und alle Werke beziehen sich auf dieses Thema" (Jaffé 1992, S. 210).

Schon in der Kindheit bahnte sich an, was er später als eine Spaltung in Persönlichkeit 1 und 2 beschrieben hat. Persönlichkeit Nummer 1 war die, die er mit anderen teilte, und Nummer 2 jene, die er nur für sich lebte, zum Beispiel in Träumen und Phantasien. Bevor Jung lesen konnte, drängte er seine Mutter häufig, ihm aus einem Buch über exotische Religionen vorzulesen, das ihn stark faszinierte. Er hatte dabei, wie er sagt, „das dunkle Gefühl von Verwandtschaft mit meiner 'Uroffenbarung'", behütete dies aber als ein „nicht zu verratendes Geheimnis" (Jaffé 1992, S. 24), da er fürchtete, von der Mutter, die mit einem verächtlichen Ton über jene Religionen sprach, verletzt zu werden. Man kann in dieser Erinnerung eine der frühesten Erfahrungen über die Spaltung zwischen privatem und öffentlichem Selbst sehen. Er trennt sich dezidiert von der Bewertung der Mutter und schafft sich seine eigenen Bewertungsrichtlinien als Ausgangspunkt für seine private Welt, seine Persönlichkeit 2.

In der Schulzeit galt er als Sonderling. Zwei Erlebnisse waren für ihn im Lebensrückblick besonders entscheidend. Er, als mittelmäßiger Schüler in Deutsch,
schrieb einen hervorragenden Aufsatz, den der Lehrer aber nicht als den seinen
anerkennen wollte. Er hielt Jung für einen Betrüger. Jung war im Innersten betroffen. Doch plötzlich verwandelte sich seine Wut in eine distanzierte Neugier,
als ihm der Gedanke kam, daß die Fehleinschätzung mit der Komplexität seiner
Persönlichkeit zusammenhängen müsse. Er sagte sich: „Der Lehrer ist natürlich
ein Dummkopf, der Deine Art nicht versteht, d. h. ebenso wenig versteht wie Du.
Er ist darum mißtrauisch wie Du. Du mißtraust Dir selber und anderen und zählst
Dich deshalb zu den Einfachen, Naiven und Überschaubaren. Man fällt dann in
Aufregungszustände, wenn man nicht versteht. [...] Damals hatte ich zweifellos
noch keinen Unterschied zwischen den Persönlichkeiten Nr. 1 und Nr. 2 gesehen
und hatte die Welt von Nr. 2 als meine persönliche Welt in Anspruch genommen.
Doch bestand immer ein hintergründiges Gefühl, daß noch etwas anderes als ich
selbst dabei war...
    Es war einige Monate nach dem beschriebenen Ereignis, als meine Schul-
kameraden mir den Übernamen ‚Erzvater Abraham' anhängten. Meine Nr. 1
konnte das nicht verstehen und fand es dumm und lächerlich. Im Hintergrund
aber fühlte ich, daß es mich irgendwie getroffen hatte. Alle Anspielungen auf
meinen Hintergrund waren mir peinlich, denn je mehr ich las und mit der städti-
schen Welt bekannt wurde, desto mehr wuchs in mir der Eindruck, daß das, was
ich jetzt als Wirklichkeit kennenlernte, einer anderen Ordnung der Dinge ange-
hörte, als jenes Weltbild, das mit mir auf dem Lande gewachsen war..." (Jaffé
1992, S. 71).
    Nicht nur in der Schulzeit, auch während seiner ärztlichen Tätigkeit hatte er
einiges zu ertragen. Seine Assoziationsexperimente, die ihn in der Fachwelt
bekannt machten, wurden halb bewundernd, aber auch kritisch kommentiert. Insbesondere traf das auch auf seine intensive Beschäftigung mit Schizophrenen
zu. Er behauptete, daß die Diagnose „Schizophrenie" nicht viel besage, sondern
es hauptsächlich darauf ankäme, sich mit dem Patienten intensiv zu beschäftigen.
Freud machte aus seiner Skepsis gegenüber dieser Art des Umgangs mit Schizophrenen keinen Hehl und mokierte sich darüber, wie man das auch noch Therapie
nennen könne.

Freud und Jung – Therapie als Selbsttherapie

„Als Freud mich 1908 in Zürich besuchte, demonstrierte ich ihm den Fall der
Babette. Nachher sagte er zu mir: ‚Wissen Sie, Jung, was Sie bei dieser Patientin
herausgefunden haben, ist ja sicher interessant, aber wie haben Sie es bloß aus-
halten können, mit diesem phänomenal häßlichen Frauenzimmer Stunden und
Tage zu verbringen?' Ich muß ihn etwas entgeistert angeschaut haben, denn dieser
Gedanke war mir überhaupt nie gekommen. Mir war sie in einem gewissen Sinne
ein freundliches altes Ding, weil sie so schöne Wahnideen hatte. Und schließlich
trat auch bei ihr aus einer Wolke von groteskem Unsinn die menschliche Gestalt hervor. Therapeutisch ist bei Babette nichts geschehen, dazu war sie schon zu lange

krank, aber ich habe andere Fälle gesehen, bei welchen diese Art des sorgfältigen Eingehens eine nachhaltige therapeutische Wirkung hatte" (Jaffé 1979, S. 134).

Dieser Bericht, der einer der ersten über die positive Wirkung einer Psychotherapie bei Schizophrenen sein dürfte, sagt auch einiges aus über die unterschiedliche Gegenübertragung der beiden. Man kann natürlich darüber spekulieren, ob die Reaktion Freuds schon als Gegenübertragung zu bezeichnen sei. Im allgemeinen hält man sie für ein Produkt der analytischen Therapie und meint damit eine Gefühlsreaktion auf die Übertragung des Patienten. Diese Annahme würde eine gefühlsmäßige Reaktion zu Beginn der Therapie ausschließen. Das widerspricht der analytischen Erfahrung, zumindest der meinen. Ich hielt und halte es mit Jung: Das Interesse an den Psychotischen, ob bei alt oder jung, schön oder häßlich, ist das entscheidende, wobei allerdings das theoretische Interesse bzw. die theoretische Konzeption nicht unbedeutend ist, wie wir später noch zeigen werden. Es ist oft beschrieben worden, daß Freud mit Psychosen nicht viel anfangen konnte. Waren es nur theoretische Komplikationen, der zu starke Narzißmus bei Schizophrenen, oder waren es ganz banale Affekte, die für Freud hinderlich waren? Für den Sexualtheoretiker Freud mußte offenbar eine gewisse Attraktivität, gleichsam eine Basisattraktivität des Patienten vorliegen. Für den inflationären Geist von Jung konnte der Patient nicht verwirrend genug sein. Dieser unterschiedliche Ansatz in der Beziehung zum Patienten erklärt manches von der affektiven Ablehnung der Schizophrenen bei Freud und der Zustimmung bei Jung. Erklärt es aber nicht auch teilweise die wechselvolle Freundschaftsgeschichte der beiden Urväter der Psychoanalyse? Freud benutzt von vornherein Jung als vorgeschobenen Beobachter im damaligen Zentrum der Psychiatrie bei Bleuler in Zürich, während Jung recht bald den Mißbrauch durch seinen väterlichen Freund zu spüren glaubte, meist mit seinem schon immer sehr mißtrauischen Unbewußten. War es die Not der beginnenden Psychoanalyse, nur von einigen wenigen verstanden und von der offiziellen Psychiatrie übersehen, ja verspottet zu werden, daß Freud den psychiatrischen Vorposten Jung so hoch bewertete, ja überbewertete, wie auf der anderen Seite Jung sich von seinem akademischen Vater Bleuler ab- und Freud als Ersatzvater zuwandte? Sicher ist, daß beide Meisteranalytiker, Protagonisten des Unbewußten, ihre unbewußten Motive wechselseitig verkannten, obwohl sie sich nicht nur regelmäßig trafen, sondern auch bei getrennten Einladungen eine gemeinsame Vortragsreise in die USA machten, auf der sie sich ihre Träume erzählten und auch deuteten.

Dieses Verkennen dürfte neben den unterschiedlichen Kriterien der Persönlichkeit auch etwas damit zu tun haben, daß der eine, nämlich Freud, partout die Veröffentlichung um jeden Preis anstrebte, während es Jung neben seinem unverkennbaren Ehrgeiz auch um die Hilfe in seiner privaten Not ging. Diese bestand nicht nur in der Bearbeitung der Folgen seines Vaterkomplexes und des sexuellen Mißbrauchs, wie er verschiedentlich beschrieben, wenn auch unterschiedlich interpretiert wurde (Eissler 1982; Höfer 1993; Kerr 1994). Sie bestand vielmehr in der wachsenden Entfremdung, in der zunehmenden Spaltung der eigenen Persönlichkeit. Jung war die Gefahr einer Psychose durchaus bewußt, auch wenn er sie nicht als Schizophrenie bezeichnete, sondern von Neurosen, Desorientierung oder Geistesstörung sprach.

Im folgenden wollen wir die Momente hervorheben, die Jung in seiner Autobiographie für seine Psychose und deren Überwindung als entscheidend herausstellt.[7]

Aufgabe seiner Berufskarriere

Schon im 1. Band wurde die Problematik der Berufswahl und Berufsentwicklung bei Schizophrenen dargestellt. Es dürfte ein Ausnahmefall sein, wenn ein Schizophrener problemlos seinen Berufsentschluß verwirklicht und dann noch den gewählten Beruf unauffällig und sogar erfolgreich durchführt. Bei Jung zeigt sich diese Problematik besonders kraß. Er war 8 Jahre als Dozent an der psychiatrischen Universitätsklinik Zürich, dem sog. „Burghölzli", tätig. Er lehrte gerne, war auch bei den Studenten beliebt, kam aber in eine Krise, während der er es für unverantwortlich gehalten hätte, weiterhin seine Vorlesungen zu halten.

„Nach der Beendung des Buches über die Wandlungen und Symbole der Libido (1911) war es mir drei Jahre lang unmöglich, auch nur ein wissenschaftliches Buch zu lesen" (Jaffé 1992, S. 197). Dieses Eingeständnis ist aus psychodynamischer Hinsicht insofern wichtig, als es dokumentiert, wie jemand, der in der Öffentlichkeit durch extraordinäre Leseleistungen bekannt ist, in der entsprechenden Krise leseunfähig ist. „So entstand das Gefühl, ich könne in der Welt des Intellektes nicht mehr mitmachen. Ich hätte auch über das, was mich wirklich beschäftigte, nicht wirklich reden können. Das aus dem Unbewußten zutage geförderte Material hatte mich sozusagen sprachlos gelassen. Ich konnte es damals weder verstehen, noch irgendwie gestalten" (ebd.). Dieser Verlust einer Fähigkeit, die ihm bisher zur Verfügung gestanden hatte, ist bedeutsam, weil er auch für andere Schizophrene Gültigkeit hat. Man ist dem Unbewußten hilflos ausgeliefert und kann nicht einmal darüber sprechen. „An der Universität hatte ich aber eine exponierte Stellung und ich fühlte, daß ich zuerst eine neue und ganz andere Orientierung finden müßte und daß es unfair wäre, in einer aus lauter Zweifeln bestehenden Geistesverfassung junge Studenten zu lehren" (ebd.).

Das private Selbst als höhere Vernunft

Wegen des inneren Chaos und der damit zusammenhängenden beruflichen Schwierigkeiten sah sich Jung vor die Alternative gestellt: „Entweder setze ich meine akademische Laufbahn, die mir damals offenstand, fort oder ich folge meiner inneren Persönlichkeit, der ‚höheren Vernunft'" (ebd.). „So gab ich bewußt meine akademische Karriere auf, denn bevor ich mit meinem Experiment nicht zu einem Ende gekommen war, konnte ich nicht vor die Öffentlichkeit treten" (ebd.).

---

7 Deutliche Anzeichen für den Vorstoß zur kollektiven Schicht sind für Jung u. a. Gefühle der Deflation oder der Gottähnlichkeit. Jung bezeichnet diesen Zustand als „Desorientiertheit", die eine „ausgesprochene Ähnlichkeit mit einer Geistesstörung" habe (vgl. Kerr 1994, S. 561).

Auch dieser Hinweis verdient besondere Beachtung. Die Verantwortung der Öffentlichkeit gegenüber – gerade in seiner Stellung als Dozent –, Dinge nicht preiszugeben, die für ihn einerseits unverständlich, andererseits ganz außerordentlich sind. „Ich spürte, es war etwas Großes, das mir widerfuhr, und ich baute auf das, was mir sub specie aeternitatis als wichtiger erschien. Ich wußte, es würde mein Leben ausfüllen, und ich war um dieses Zieles willen zu jedem Wagnis bereit" (S. 197 f.). Das dürfte die entscheidende Auskunft sein, die Jung für seine Abwendung von der Berufswelt gibt: „Ich habe ein hohes Ziel, ich habe einen hohen Auftrag, demgegenüber die Erfüllung meiner alltäglichen Pflichten als banal und verächtlich erscheint – Was bedeutete es schon, ob ich Professor gewesen bin oder nicht?" (S. 198). [8]

Private Mission lindert Schmerz in der Öffentlichkeit

„Es ärgerte mich natürlich, ich hatte sogar eine Wut auf das Schicksal, und es tat mir in vieler Hinsicht leid, daß ich mich nicht nur auf das Allgemeinverständliche einschränken konnte. Aber Emotionen dieser Art sind vorübergehend. Im Grunde wollen sie nichts heißen" (ebd.).

Er spürte den Schmerz über den Verlust der akademischen Karriere und war auch so betroffen, daß er auf das Schicksal wütend war. Es tat ihm leid, daß er nicht in derselben Sprache sprechen konnte wie die anderen. Ihm fehlte es an der Freude, im Allgemeinverständlichen zu bleiben. Die meisten Menschen würden die Beschäftigung mit ihren Phantasien nicht für hochrangiger halten als einen von gegenseitigem Verstehen und Einfühlen getragenen Kontakt mit dem anderen. Das erstere ist eine schizophrene Spezialität. Private Mission lindert den Schmerz der Kränkungen, den die Öffentlichkeit verursacht. Aber die Emotionen, ja Wutattacken dieser Art sind vorübergehend.

„Das andere hingegen ist wichtig, und wenn man sich auf das konzentriert, was die innere Persönlichkeit will und sagt, dann ist der Schmerz vorbei. Das habe ich immer wieder erlebt, nicht nur als ich auf die akademische Laufbahn verzichtete. Die ersten Erfahrungen dieser Art machte ich schon als Kind. In meiner Jugend war ich jähzornig, aber immer wenn die Emotion auf dem Höhepunkt angelangt war, kippte sie um und dann kam die Weltraumstille. Da war ich entfernt von allem, und was mich eben noch erregt hatte, schien einer fernen Vergangenheit anzugehören" (ebd.).

---

8 Jaffé schildert in der von ihr herausgegebenen Autobiographie den Weitergang der akademischen Karriere Jungs an der Universität, gekennzeichnet durch zahlreiche Unterbrechungen, folgendermaßen (Jaffé 1992, S. 197): „Erst im Jahre 1933 nahm Jung seine akademische Lehrtätigkeit wieder auf, und zwar an der eidgenössischen technischen Hochschule in Zürich. 1935 wurde er zum Titularprofessor ernannt. 1942 gab er dieses Amt aus Gesundheitsrücksichten auf, folgte aber 1944 der Berufung in die Universität Basel als ordentlicher Professor im Rahmen eines für ihn gegründeten Ordinariats für medizinische Psychologie. Nach der ersten Vorlesung mußte er jedoch wegen schwerer Erkrankung auch hier auf seine Lehrtätigkeit verzichten und ein Jahr später demissionieren."

Auch hier dasselbe: Abspaltungserlebnisse wie auf dem Höhepunkt seiner Wut, als der Lehrer ihn für einen Betrüger hielt. Nach der Entleerung des Gefühls bleibt „Weltraumstille". Er ist von allem, was einen Sinn gibt, und auch von der Vergangenheit meilenweit entfernt.

Die Tiefe der Verletzung wird nicht realisiert

Diese Weltraumstille, die nach dem Abbruch einer Jähzornsphase einsetzt, muß stutzig machen. Sie deutet darauf hin, daß die Kränkung, deren Antwort der Jähzorn ist, bei Schizophrenen tiefer sitzt, als bei Nichtschizophrenen. Das aber heißt für unseren Kontext: Der nichterzwungene Abgang von einer bisher glänzend verlaufenen akademischen Karriere kann nicht so intellektuell überlegt vollzogen worden sein, wie er es beschreibt. Sonst wäre es unverständlich, daß er bei der Beschreibung dieses Ereignisses sagt, er hätte natürlich Wut auf das Schicksal gehabt, so als wenn das Schicksal dafür verantwortlich gewesen wäre, daß er die akademische Laufbahn verließ. Er kaschiert mit dieser Wut auf das Schicksal die Tatsache, daß er selbst die Mängel seiner Lehre und seines Umgangs mit den Patienten spürte. Die Rettung in die Privatpraxis war für ihn eine Konsequenz einer nicht ausreichend reflektierten Einsicht in die Beschämung durch seine drohende Psychose. Der Text der Selbstschilderungen über den Grund der Aufgabe der Lehrtätigkeit mag trotz der eben genannten Fragwürdigkeit als glaubwürdig, ja als besonderes Zeichen eines ehrlichen Forschers gelten, dem seine Wissenschaft mehr wert ist als die Anerkennung durch andere.

Diese Konsequenz in der Verfolgung wissenschaftlicher Ziele hat allerdings eine bezeichnende Bruchstelle. Das, was Jung Schicksal nennt, auf das er wütend ist, weil innere Forschung und äußere Lehre sich nicht vereinbaren ließen, ist nicht identisch mit dem, was jedermann als Schicksal zu begreifen pflegt: Geburtsort, Geburtstag, Familie, Krieg und andere nicht vom einzelnen selbst zu verantwortende Gegebenheiten. Auf diese ist man aber nicht wütend, auch wenn sie dem einzelnen schwer schaden, etwa im Krieg. Es gehört geradezu zum festen Bestandteil menschlichen Lebens, sich mit seinem Schicksal auseinandersetzen zu müssen, so oder so, daran kommt keiner vorbei. Es ist eine Auszeichnung des einzelnen, wie er sich mit diesem Schicksal beschäftigt, z.B. als Blindgeborener. Daß jemand wütend auf das Schicksal wird, heißt, er fühle sich unfähig zur Annahme des Schicksals, unfähig zu seiner Verarbeitung. Es fehle ihm die Instanz in der Persönlichkeit, die für die Bearbeitung des Lebens und der Lebensereignisse zuständig ist: das private Selbst.

In dem oft beschriebenen Drama zwischen Jung und seiner Erstanalysandin Sabina Spielrein wird das sehr deutlich. Als er sich von Sabina Spielrein zu trennen versucht – von ihr, der Erstanalysandin, der Geliebten, seinem psychoanalytischen Musterfall, der Mitarbeiterin, die Entscheidendes beigetragen hat zu dem Modell der Anima –, wird er massiv deutlich: Er schreibt ihr: „Die Liebe von S. zu J. hat in letzterem etwas bewußt gemacht, das er vorher nur undeutlich ahnte, nämlich eine schicksalsbestimmende Macht des UBW, die ihn später zu den allerwichtigsten Dingen führte. Die Beziehung mußte sublimiert sein, weil sie sonst in die Verblendung und in die Verrücktheit geführt hätte (konkretmachendes UBW).

Bisweilen muß man unwürdig sein, um überhaupt leben zu können" (Höfer 1993, S. 223). Das heißt: Die Liebe zwischen beiden hat einzig den Zweck, bisher nur Geahntes als schicksalsbestimmende Macht des Unbewußten zu erkennen. Sie führt ihn zu zentralen Erkenntnissen. Ohne Sublimierung besteht die Gefahr der Psychose. Die gelegentliche Unwürdigkeit, die Jung hier als Preis für ein psychosefreies Leben anführt, muß von Jung noch häufiger bezahlt werden. Nicht nur die erste Patientin, auch andere Patienten mußten damit leben, daß für Jung die Suche nach der Theorie, die das Geheimnis des UBW aufschloß, wichtiger war als die nur am einzelnen Lebenslauf aufzuzeigende Wahrheit, mag diese auch mit banalen Mitteln erfaßt werden, z.B. durch einfaches Erzählen der Lebensgeschichte.

Das einfache Erzählen der Lebensgeschichte, die Jung wie kaum ein anderer Assistent des „Burghölzli" bei seinen Patienten für notwendig hielt, versagte er sich selbst. Sein Widerstreben gegen eine Autobiographie war unüberwindbar, wie es Aniela Jaffé beschrieben hat (1992, Einleitung). Er ließ sich nur auf Interviews ein, die schnelle und unreflektierte Antworten auf bestimmte Lebensabschnitte ermöglichten. Dieser Widerstand ist mehr als nur der Unwille, das eigene Innenleben für die anderen zu veröffentlichen. Hier geht es um mehr: Das „Mehr" ist die Erinnerung an eine konkrete Beschämung, die ohne Zuhilfenahme einer Theorie in die Psychose führt.

Einsamkeit – Gegensatz zwischen innerer und äußerer Welt

„Die Konsequenz meines Entschlusses und meiner Beschäftigung mit Dingen, die weder ich noch andere verstehen konnten, war eine große Einsamkeit. Das wurde mir sehr bald klar. Ich trug Gedanken mit mir herum, über die ich zu niemandem sprechen konnte. Sie wären nur mißverstanden worden. In schärfster Weise erlebte ich den Gegensatz zwischen der äußeren und der inneren Welt. Die Zusammenspiele beider Welten, um die ich heute weiß, konnte ich damals noch nicht erfassen. Ich sah nur einen unversöhnlichen Gegensatz zwischen innen und außen" (Jaffé 1992, S. 189). In diesen letzten Sätzen beschreibt er den Zustand nach der Entleerung seiner Gefühle: Einsamkeit, keine Verständigung mehr mit seinen Mitmenschen, da er nur mit Mißverständnissen zu rechnen hat. Das ist ein wichtiger Hinweis für jede Art der Psychotherapie von Psychosen: Das Grundgefühl des Kranken, daß er mit seinem Anliegen doch nicht verstanden würde. Dieses Grundgefühl läßt sich auch nicht durch einige Gespräche mit dem Kranken wegdiskutieren. Es bleibt – und da unterscheiden sich die einzelnen Kranken nur im Stärkegrad – ein Gegensatz zwischen der äußeren und der inneren, der privaten und der öffentlichen Welt zurück. Mit der Abspaltung der Gefühle fehlt ihm das Band zu den anderen wie auch zur eigenen Vergangenheit.

Wissenschaft: kollektives Unbewußtes als Narzißmus des öffentlichen Selbst

„Es war mir aber von Anfang an klar, daß ich den Anschluß an die äußere Welt und die Menschen nur finden würde, wenn ich mich aufs Intensivste bemühte, zu zeigen, daß die Inhalte der psychischen Erfahrungen wirklich sind und zwar nicht nur als meine persönlichen Erlebnisse, sondern als kollektive Erfahrungen, die sich auch bei anderen Menschen wiederholen können. Das habe ich später in meiner wissenschaftlichen Arbeit nachzuweisen versucht. Zunächst aber tat ich alles, um den mir Nahestehenden eine neue *maniére de voir* zu zeigen. Ich wußte, daß ich zu absoluter Einsamkeit verdammt wäre, wenn mir das nicht gelänge" (S. 198).

Jung schildert hier die entscheidende Schwierigkeit, die gelöst werden muß, um nicht in einer unaufhebbaren Einsamkeit das Leben zu fristen. Er hat sich zu bemühen, seine Träume, Erlebnisse, Phantasien und Bilder so auszudrücken, daß sie auch von den anderen verstanden werden können. Das schien ihm nur möglich durch den Nachweis, daß seine Bilder und Emanationen des Unbewußten nicht seine private Wahrheit, sondern die Wahrheit der menschlichen Entwicklung sind. Das Stichwort für diese Brücke, die seine Kluft zwischen privatem und öffentlichem Selbst überbrücken soll, heißt kollektives Unbewußtes, das aber auch mit der Nähe zur Geistesstörung zu tun habe (Kerr 1994, S. 561). Dessen Entdeckung stand im Zusammenhang mit der Aufarbeitung kultureller Leistungen aus allen Zeiten und Völkern der Welt. Aber letztlich verfehlte der Begriff des kollektiven Unbewußten das Ziel, das er erreichen sollte, nämlich die Verbindung zwischen der eigenen Innerlichkeit und der Öffentlichkeit, vermittelt durch eine Sprache, die beiden Erlebnisweisen gerecht wird. Seine Gefühle konnten ihm den Weg nicht weisen. Von ihnen hatte er sich ja aufgrund der immer wieder auftretenden Beschämungen mit der entsprechenden Wut getrennt. Die Verwissenschaftlichung des inneren Chaos war nur für ihn eine Hilfe, insbesondere im Umgang mit seinen Patienten, deren Unbewußtes er rücksichtslos zu erforschen suchte. Dahinter steht aber die grundsätzliche Bevorzugung der eigenen Innerlichkeit vor der öffentlichen Allgemeinheit, die er nur dadurch kompensieren kann, daß er seine Erkenntnisse als Wissenschaft deklariert.[9] Auch wo er gelegentlich von Kunst spricht, ändert es nichts an der narzißtischen Überhöhung seiner Veröffentlichungen. Alle Schizophreniegefährdeten haben es in der Gesellschaft leichter, wenn der Narzißmus ihrer Selbsterhöhung zugunsten der von der Öffentlichkeit bewunderten Leistung in den Hintergrund tritt.

Faszination des kindlichen Spiels

Ein in der Biographie entscheidendes Detail war der Zwang, mit Steinen zu spielen und aus Steinen gewisse Dinge zu bauen. Er erinnert sich, wie er als Kind Häuschen und Schlösser gebaut und Tore mit Bögen und Nischen gewölbt hatte.

---

9 „Ich erinnere mich noch lebhaft, wie Freud zu mir sagte: ‚Mein lieber Jung, versprechen Sie mir, nie die Sexualtheorie aufzugeben. Das ist das allerwesentlichste. Sehen Sie, wir müssen daraus ein Dogma machen, ein unerschütterliches Bollwerk.' Das sagte er zu mir voll Leidenschaft und in einem Ton, als sagte ein Vater: ‚Und versprich mir eines, mein lieber Sohn, gehe jeden Sonntag in die Kirche!' Etwas erstaunt fragte ich ihn: ‚Ein Bollwerk – wogegen?' worauf er antwortete: ‚Gegen die schwarze Schlammflut.' Hier zögerte er einen Moment, um beizufügen: ‚Des Okkultismus.' Zunächst war es das ‚Bollwerk' und das ‚Dogma', was mich erschreckte; denn ein Dogma, d.h. ein indiskutables Bekenntnis, stellt man ja nur dann auf, wenn man Zweifel ein für allemal unterdrücken will. Das hat aber mit wissenschaftlichem Urteil nichts mehr zu tun, sondern nur noch mit persönlichem Machttrieb" (Kerr 1994, S. 154).

Später wurden die Bauten komplizierter, aber sie faszinierten ihn immer. Er beschreibt sein Erstaunen, daß diese Erinnerung mit einer gewissen Emotion verbunden war. Wörtlich schreibt er: „‚Aha', sagte ich mir, ‚hier ist Leben! Der kleine Junge ist noch da und besitzt ein schöpferisches Leben, das mir fehlt. Aber wie kann ich dazu gelangen?' [10] [...] so blieb mir nichts anderes übrig, als wieder dorthin zurückzukehren und das Kind mit seinen kindlichen Spielen auf gut Glück wieder aufzunehmen. Dieser Augenblick war ein Wendepunkt in meinem Schicksal, denn nach unendlichem Widerstreben ergab ich mich schließlich darein zu spielen. Es ging nicht ohne äußerste Resignation und nicht ohne das schmerzhafte Erlebnis der Demütigung, nichts anderes wirklich tun zu können als zu spielen" (Jaffé, S. 177).

Hier liegt ein weiterer Grund für das Dauergefühl der Demütigung neben der vorhin erwähnten Unfähigkeit, sich auf die allgemein verständliche Sprache einigen zu können. Er muß diesen Zwang zum kindlichen Spielen einerseits als schöpferisch, andererseits aber auch als kindlich empfinden, und das setzt ihn in den Augen der anderen herab. Auch diese Entwertung deutet auf das Übergewicht der bewertenden Öffentlichkeit hin. Warum soll jemand mit 30 oder 40 Jahren nicht Freude am Klötze- oder Bausteinspielen haben? Wenn er diese Tätigkeit nicht mit den Augen der anderen ansähe, könnte er sich so dieser Leidenschaft widmen, wie es manche erwachsenen Männer mit ihren Spieleisenbahnen tun. „Natürlich machte ich mir Gedanken über den Sinn meines Spieles und fragte mich: ‚Was tust Du eigentlich? Du baust eine kleine Siedlung auf und vollführst das wie einen Ritus.' Ich wußte keine Antwort, aber ich besaß die innere Gewißheit, daß ich auf dem Weg zu meinem Mythos war. Das Bauen war nämlich nur ein Anfang. Er löste einen Strom von Phantasien aus, die ich später sorgfältig aufgeschrieben habe. [...] Gegen Herbst 1913 schien sich der Druck, den ich bisher in mir gefühlt hatte, nach außen zu verlegen, so als liege etwas in der Luft; tatsächlich erschien sie mir dunkler als zuvor. Es war, als ginge es nicht mehr um eine psychische Situation, sondern um konkrete Wirklichkeit. Dieser Eindruck verstärkte sich mehr und mehr" (S. 178). Da wurde er plötzlich von einer Vision überfallen: Alle tiefgelegenen Länder nördlich der Alpen wurden von einer Flut überdeckt. Er sah, daß sich eine schreckliche Katastrophe abspielte. Dann verwandelte sich diese Flut in Blut. „Dieses Gesicht währte etwa eine Stunde. Es verwirrte mich und machte mir übel. Ich schämte mich meiner Schwäche" (S. 179). Diese Vision brachte er nicht in Zusammenhang mit dem bevorstehenden Weltkrieg, sondern mit einer drohenden Psychose. Er ahnte, daß diese Vision das Anzeichen einer Psychose war.

---

10 Henry F. Ellenberger (1985) spricht in seiner ausführlichen Geschichte über die psychoanalytische Bewegung von der Psychose Jungs als einer „schöpferischen Krankheit". Er vermeidet den Ausdruck „Schizophrenie" und deutet damit an, daß die Schizophrenie bei einem Hochbegabten und Weltberühmten etwas anderes sei als bei einem Durchschnittsschizophrenen. Diese Differenzierung hat zwar den unbestreitbaren, oft übersehenen Vorteil des Hinweises, daß man die Psychose in verschiedener Weise öffentlich verarbeiten kann. Aber das Prinzip, die Spaltung in Öffentliches, von anderen Verstehbares, und Privates, von anderen nicht Einfühlbares bleibt für alle Schizophrenen gleich. Nur sind die äußeren und inneren Möglichkeiten bei den einzelnen Kranken unterschiedlich.

Bemerkenswert ist, daß er sich seiner falschen Deutung der Vision schämt. Er fühlt sich offenbar nur als wahrer Prophet, der die Zeichen der Zukunft richtig deutet, wenn er kollektive Vorgänge beurteilt, nicht aber Bedrohung des privaten Selbst. In dieser Scham wegen einer bevorstehenden Psychose, die anstelle der für ihn richtigen Prophetie trat, deutet sich schon der tiefere Grund an, warum er sein Privates, die Einengung durch den Dämon der Psychose, als beschämend erklärt, im Gegensatz zu der richtigen Deutung, die sich auf das Öffentliche, das für alle Gültige bezog. Die prophetische Leistung für die Öffentlichkeit bringt ihm Ruhm ein, bevor ihn dieser Kassandraruf des Psychotischen ganz ergreift, beschämt. Das ist ein Beispiel für die typischen Übergangsschwierigkeiten bei Schizophrenen.

Während er in manchen Zeiten seine privaten Bilder und Phantasien für höherwertig hält als die allgemein üblichen, wird er in Übergangszeiten von einem normalen in einen psychotischen Zustand unsicher. Hier droht die Gefahr der Demütigung, der Scham. Dieses Oszillieren zwischen eigener Größe und beschämender Kleinheit hängt nicht in erster Linie von der äußeren Situation ab, entscheidend ist die Durchlöcherung der Grenze zwischen Privatem und Öffentlichem.

Wir erwähnten schon, daß für Jung der entscheidende Unterschied zwischen Schizophrenen und Normalen die Durchsichtigkeit der Zwischenwände ist, allerdings mit einem entscheidenden Stigma: Wo immer in Phantasien oder Träumen die Herkunft der Inhalte gesucht wurde, war sich Jung bald darüber klar, daß transpersonale, kollektive Ursachen am Werke waren. Dieser Entdeckungsschritt ist oft beschrieben worden, erst jüngst wieder von Richard Noll (1994). Auch seine Schüler übernahmen seine Interpretation. Diese Übernahme ging so rasch vonstatten, daß kaum noch die persönliche Lebensgeschichte nach Anlässen für die Trauminhalte durchsucht wurde, sondern geradewegs Gestalten der Mythologie als archetypisches, kollektives Erklärungsmuster gesucht und gefunden wurden (Noll 1994, S. 184).

Jung erklärt alle Anzeichen, die in seinen Träumen auf persönliche Schuld und damit auf Beschämung hinweisen könnten, zum Resultat einer überpersönlichen Instanz, dem kollektiven Unbewußten. Er hatte als Person damit also nichts zu tun. Er brauchte sich nicht zu schämen. Sein schwaches privates Selbst konnte keinen persönlichen Anteil erleben. Alles, was mit Scham und Schuld zu tun hatte, war überpersönlich, war öffentlich verursacht, d.h. letztlich von den anderen. Die Überzeugung, von seinen Schülern schnell übernommen, mußte er auch in seiner eigenen, verschrobenen Sprache mitteilen, da er die allen gemeinsame Sprache nicht fand.

Sie kam ihm selbst unbeholfen vor: „Ich nahm die Phantasien auf, so gut ich konnte, und gab mir Mühe, auch den psychischen Voraussetzungen, unter denen sie aufgetaucht waren, Ausdruck zu verleihen, doch konnte ich das nur in sehr unbeholfener Sprache tun. Zuerst formulierte ich die Phantasien, wie ich sie wahrgenommen hatte, meist in einer ‚gehobenen‘ Sprache, denn sie entspricht im Spiel den Archetypen. Die Archetypen reden pathetisch und sogar schwülstig. Der Stil ihrer Sprache ist mir peinlich und geht gegen mein Gefühl, wie wenn jemand mit Nägeln an einer Gipswand oder mit dem Messer auf einem Teller kratzt. Aber ich wußte ja nicht, um was es ging. So hatte ich keine Wahl. Es blieb mir nichts anderes übrig, als alles in dem vom unbewußten Selbst gewählten Stil aufzuschreiben" (Jaffé, S. 181).

Dieser vom Unbewußten, von den Archetypen diktierte pathetische und schwülstige Sprachstil ist Jung recht peinlich, „wie wenn jemand mit Nägeln an einer Gipswand kratzt". Es gibt aber jemand, der seine Gedanken auch nur pathetisch und schwülstig ausdrücken muß, es aber nicht als peinlich empfindet. Für ihn ist dieser Stil die adäquate Sprachform, um letzte seinsgeschichtliche Wahrheiten auszudrücken. Es handelt sich um Martin Heidegger.

Martin Heidegger

Peter Matussek und Paul Matussek

Vorbemerkung:
Die Psychodynamik der Persönlichkeit in ihrer Beziehung zum Werk

Wenn wir im folgenden die problematische Persönlichkeitsstruktur Heideggers und deren Äußerung im Werk psychographisch untersuchen, so soll genauso wenig wie bei C.G. Jung und im späteren Beitrag über Axel Springer das Werk pathologisiert werden. Wohl aber soll, wie schon bei Jung, gefragt werden, welche Anteile die Persönlichkeitsstruktur am Werk hat. Das Geniale der Schöpfungen beider ist nicht ohne Hinzuziehung biographischer Faktoren zu erklären.

Was wir uns vorgenommen haben, ist nicht eine Lösung der philosophischen, wohl aber ein Beitrag zur Lösung der psychologischen Rätsel, die Heidegger seinen Biographen immer noch aufgibt. Er selbst hat es zeitlebens vermieden, näheren Einblick in sein Privatleben zu gewähren, ja er bemühte sich immer wieder, es zu kaschieren oder zumindest dessen Spuren zu verwischen – so etwa das Verhältnis mit Hannah Arendt oder seine Begeisterung für die nationalsozialistische Bewegung. Heideggers Umgang mit seiner Biographie ist ähnlich lapidar, wie er es in seiner Aristoteles-Vorlesung formulierte: „Er wurde geboren, arbeitete und starb" (Safranski 1994, S. 15).

Er wollte keinen Berichterstatter, keinen Historiker, vor allem keinen Psychiater, der den Werdegang seines Lebens unter psychologischen Gesichtspunkten betrachtet. Er haßte geradezu alle Psychologie, wie es in den wiederholten Ausfällen gegen die Persönlichkeitstypologie zum Ausdruck kommt. Selbst die damals aufgetauchte Unterscheidung von wahrem und falschem Selbst lehnte er vehement ab, obwohl sie ganz nahe an der von ihm gewählten Unterscheidung von Eigentlichem und Uneigentlichem liegt. Er vermutete in jenen Begriffen „theologische Schmuggelware".

Das Fehlen privaten Materials, das heißt hinreichend zuverlässiger Selbstauskünfte über Stimmungen und Gefühle, Einstellungen zu Partnerinnen und Freunden, Kollegen und Schülern, wäre ein Grund, ihn nicht als Modell zu wählen, wenn es nicht seinerseits einen signifikanten Hinweis auf seine Persönlichkeitsstruktur böte: Heideggers Unwillen, über sein privates Selbst Auskunft zu geben, ist begründet in einer eklatanten Unfähigkeit. Paradoxerweise ist der Philosoph der Eigentlichkeit in auffälligem Maße ein Mensch, der in seinem öffentlichen Selbst geradezu aufging.

Dieser Persönlichkeitszug wiederum ist hervorragend dokumentiert, denn er hat zahlreiche Biographen veranlaßt, dem „Rätsel Heidegger" auf die Spur zu kommen. Vergeblich. „In der Tat", schreibt etwa Paul Hühnerfeld, „gibt es kaum einen bedeutsamen Mann der Gegenwart, über den selbst Kenner so wenig wissen wie über Martin Heidegger. Ausgenommen davon sind ein paar Freunde und Schüler. Sie behandeln jedoch, was sie an Lebensdaten erfahren haben, wie ein Geheimnis, so als ob sie in früheren Jahren einmal durch eine Art von gemeinsamem Rütlischwur dazu verpflichtet worden wären, um jeden Preis zu schweigen" (Hühnerfeld 1959, S. 11).

Uns geht es nun nicht darum, den zahlreichen biographischen Versuchen insbesondere von Ott und Safranski sowie von Farías, Hühnerfeld, Petzet, Steiner und anderen (s. Literaturverzeichnis) einen weiteren an die Seite zu stellen. Wir konzentrieren uns darauf, das vorhandene Material, ergänzt durch eigene Recherchen, anhand einer möglichst genauen Verhältnisbestimmung der beiden Selbstaspekte zu konstellieren, so daß es einer psychiatrischen Deutung zugeführt werden kann. Denn hier, im Psychiatrischen, löst sich manches Rätsel, wie es insbesondere von Ott immer wieder angemahnt wurde (Ott 1992, S. 201, 208 u. 350).

Daß wir es mit einer psychologisch auffälligen Persönlichkeitsstruktur zu tun haben, scheint evident. In der Untersuchung von Felix Post (1994) über Kreativität und Psychopathologie wird neben C. G. Jung und Freud Heidegger als signifikant gestört gekennzeichnet. Doch eine dezidierte psychiatrische Stellungnahme existiert nicht – sieht man einmal ab von dem Gutachten, das Erich Jaensch, Heideggers Kollege aus der Marburger Zeit und Ordinarius für Psychologie, über ihn angefertigt hat. Darin heißt es unter anderem, Heidegger sei ein „gefährlicher Schizophrener", und seine Schriften „psychopathologische Dokumente" (nach Safranski 1994, S. 313). Jaensch schreibt ihm ein „ebenso eigenbrötlerisches wie unklares, schizoformes, teilweise schon schizophrenes Denken" zu (S. 327). Bei dieser Diagnose ist freilich zu bedenken, daß Jaensch kein neutraler Beurteiler war. Er benutzte sein Fachwissen, um die Nazis, zu deren geistigem Führer Heidegger sich seinerzeit aufzuschwingen versuchte, vor dessen übertriebenem Ehrgeiz zu warnen.

Die Psychiater und Seelsorger hingegen, die Heidegger persönlich erlebt haben, wie etwa der spätere Erzbischof Gröber, der Philosoph Jaspers und der Psychiatrie-Ordinarius Beringer, sind in ihren Urteilen auffällig zurückhaltend. Offenbar hatten sie große Bedenken, den weltberühmten Philosophen durch Äußerungen über seine Persönlichkeit zu diskreditieren. Das gilt auch für den behandelnden Arzt in der Klinik Baden in Badenweiler, von Gebsattel, der Heidegger während eines dreiwöchigen Aufenthalts 1946 betreut hatte. Eine Krankengeschichte existiert nicht.

Wir sind also auf die Deutung von nichtpsychiatrischem Material angewiesen, wenn wir mehr über die Persönlichkeitsstruktur Heideggers erfahren wollen. Das Material haben wir nach den drei Gesichtspunkten geordnet, die nach Binswanger für eine schizophrene Persönlichkeit entscheidend sind, unabhängig von einer akuten Manifestation der Erkrankung: Verschrobenheit, Verstiegenheit und Manieriertheit. An diesen drei Syndromen möchten wir zeigen, wie sich bei Heidegger eine Fixierung auf das öffentliche Selbst im Laufe seines Lebens als Kompensation für sein schwaches privates Selbst ausgebildet hat.

Dabei konzentrieren wir uns auf die beiden biographischen Angelpunkte, die Heidegger – in Anspielung auf Paulus' Brief an die Korinther (2. Kor. 12,7) – als die „zwei Pfähle" in seinem Leben bezeichnete: den Glauben der Herkunft und das Rektorat 1933/34. Am Verhältnis zu dem erstgenannten Punkt läßt sich die Genese seiner Verschrobenheit, an dem zweiten dann seine Verstiegenheit analysieren, deren problematische Verarbeitung schließlich an der Entwicklung seiner Manieriertheit, insbesondere der Sprache, abzulesen ist.

Verschrobenheit – Absetzung vom „Glauben der Herkunft"

Den Glauben der Herkunft hat Heidegger im antimodernistischen Katholizismus seiner Heimatstadt Meßkirch kennengelernt. Bemerkenswert im Hinblick auf spätere Spaltungsfolgen ist der vom kleinen Martin unmittelbar erlebte Streit der Altkatholiken mit den romtreu gebliebenen Katholiken nach der Verkündigung des Dogmas von der Unfehlbarkeit des Papstes im Jahre 1870. Große Teile, besonders im Süden Deutschlands, widersetzten sich dieser Glaubensdiktatur. Sie nannten sich Altkatholiken im Gegensatz zu den römischen Papstkatholiken. Diese waren wenige, wie zum Beispiel Heideggers Vater, Küster an der einzigen Kirche des Ortes, und diese wenigen waren auch sozial die Schwächeren und Unterlegenen.

Der spätere Erzbischof Conrad Gröber berichtet über diese Kämpfe: „Wir wissen es aus der eigenen bitteren Erfahrung, wieviel Jugendglück in jenen rauhen Jahren zerstört wurde, wo die reicheren altkatholischen Kinder die ärmeren katholischen Kinder abstießen, ihre Geistlichen und sie mit Übernamen belegten, sie durchprügelten und in Brunnentröge tauchten, um sie wiederzutaufen. Wir wissen leider auch aus der eigenen Erfahrung, wie selbst die altkatholischen Lehrer die Schafe von den Böcken schieden, die katholischen Schüler mit dem Kosenamen ‚schwarze Siechen' belegten und es handgreiflich fühlen ließen, daß man nicht ungestraft auf römischen Pfaden wandeln dürfe. Sie waren ja alle bis auf einen abgefallen und mußten sich den Altkatholiken anschließen, wenn sie in Meßkirch eine definitive Stelle erhalten wollten. Es hat sich auch viel später noch gezeigt, daß man nur durch Religionswechsel ein Ämtchen in der Ablachstadt erobern könne" (zit. nach Safranski, S. 19).

Die Unterlegenheit der „Römischen" äußerte sich auch in der Tatsache, daß die Regierung den Meßkirchener Altkatholiken ein Mitbenutzungsrecht an der Stadtkirche St. Martin zugesprochen hatte. Die derart Gedemütigten wußten sich gegen das Sakrileg nicht anders zu wehren als auszuziehen: Sie zogen 1875 in einen alten Speicher, in dem Heideggers Vater auch seine Werkstatt hatte und den sie mit Hilfe der Beuroner Mönche zu einer „Notkirche" umbauten. Dort wurde Martin auf den Namen der Kirche getauft, die man unter so demütigenden Umständen hatte verlassen müssen.

Safranski erläutert: „Der Gegensatz zwischen den ‚Römischen' und den Altkatholiken zerriß die Stadtgemeinde in zwei Lager. Die Altkatholiken – das waren die ‚besseren Kreise', die ‚Liberalen', die ‚Modernen'. Aus deren Sicht galten die ‚Römischen' als die Fußkranken des Fortschritts, beschränkte, zurückgebliebene kleine Leute, die am überlebten kirchlichen Brauchtum festhielten. Wenn die ‚Römischen' zum Frühjahrs- und Herbstsegen auf die Felder hinauszogen, blieben die Altkatholiken zu Hause, und die Kinder aus ihren Familien warfen mit Steinen nach den Monstranzen.

In diesen Konflikten erlebte der kleine Martin zum erstenmal den Gegensatz zwischen Tradition und Moderne. Er erfuhr das Kränkende dieser Modernen. Die Altkatholiken gehörten zu ‚denen da oben‘, und die ‚Römischen‘, obwohl in der Mehrheit, mußten sich als Unterlegene fühlen. Um so fester schlossen sie sich in ihrer Gemeinschaft zusammen" (Safranski, S. 20).

Doch es war nicht nur der Gegensatz zwischen Tradition und Moderne, den der junge Martin Heidegger hier erfuhr. Die Lektion, die er vor allem lernte, hieß: Lasse deinen Stolz nicht brechen, gehe deinen Sonderweg, auch wenn du gedemütigt wirst. Und vor allem: Zeige keine Scham! Wie peinlich es ist, eine Niederlage eingestehen zu müssen, das konnte er unmittelbar aus dem Fortgang des geschilderten Konflikts erfahren: Als gegen Ende des Jahrhunderts die Zahl der Altkatholiken zurückging und die bisher allein von ihnen benutzte Kirche an die Romtreuen zurückgegeben werden mußte, schämte sich der altkatholische Küster derart, daß er die Kirchenschlüssel nicht dem Küster der „Römer“, Heideggers Vater, persönlich übergab, sondern sie dem 6jährigen Sohn zusteckte. Dieser mag innerlich triumphiert und sich geschworen haben, zeitlebens zu den Beschämenden, nicht aber zu den Beschämten zu gehören.

Solcher Stolz lag durchaus in der Familie, die zwar vielfach in ihrer bäuerlichen Eigenart dargestellt wird, nicht aber in der darin angelegten Psychodynamik. Denn hinter dem idyllischen Klischee vom alemannisch-bodenständigen Eigenbrötlertum verbirgt sich im Falle der Familie Heidegger eine verbissene Ambition, die sich – nachdem es die Eltern nicht weit haben bringen können – ganz auf die Karriere der Söhne konzentrierte.

Insbesondere Martin sollte etwas „Besseres“ werden. Man aktivierte die vorhandenen Beziehungen und erlangte über den Stadtpfarrer Brandhuber und den Präfekten des Konstanzer Konvikts, Konrad Gröber, den späteren Erzbischof in Freiburg, ein kirchliches Stipendium für den Besuch des Gymnasiums. Hier, im Konstanzer Konvikt, erfuhr Heidegger ein zweites Exerzitium für die Umwandlung einer objektiv demütigenden Situation in eine Überlegenheit des eigenen Sonderwegs – und damit für das Prinzip der Schamvermeidung unter beschämenden Umständen. Die Konviktler, die im sogenannten „Konradihaus“ lebten, waren gegenüber den Mitschülern am öffentlichen Gymnasium sowohl zahlenmäßig als auch sozial unterlegen. Sie wurden, wie Safranski schreibt, „so gut es ging, gegen die Freigeisterei in der Schule immunisiert. Sie bekamen apologetischen Schliff, wurden präpariert für die Händel mit den ‚Weltlichen‘. Reihum hatten sie Vorträge auszuarbeiten, in denen sie sich gewappnet zeigen mußten. Da ging es beispielsweise um die Frage, ob der Mensch tatsächlich aus eigener Kraft zur Humanität gelangen könne und wo die Grenzen der Toleranz lägen; über Freiheit und Erbsünde wurde gesprochen und das Problem erörtert, ob Goethes Iphigenie eine heidnisch-christliche oder eine christlich-deutsche oder eine nur heidnische Gestalt sei. Von solchen Streitfragen durfte man sich erholen bei den heimatkundlichen Themen, der Geschichte des Klosters Reichenau, den Sitten und Gebräuchen des Hegau, den urzeitlichen Pfahlbürgern am Bodensee. Manchmal ging es bei den Konviktlern auch jugendbewegt zu: an sonnigen Tagen wanderte man mit Klampfe und Gesang hinaus ins Grüne, auf die Mainau, zum Grafengarten in Bodman und zu den Weinbergen am Untersee. Man übte Dialektstücke ein, musizierte, und wenn die weltlichen Mitschüler mit ihren Besuchen bei den Künstlerinnen vom Theater renommierten, konnten die Konviktler von ihrem letzten Krippen-spiel berichten. ‚Mucker' allerdings waren die Konviktler nicht: sie wählten, wie sollte es im Badischen anders sein, ein Repräsentativorgan, das beratende Stimme bei der Leitung des Hauses hatte, und gaben eine Zeitung heraus, die in regel-mäßigen Abständen daran erinnerte, daß Baden als erstes deutsches Land die Pressezensur aufgehoben habe.

Die Konviktler lebten unter sorgfältiger, aber offenbar nicht unduldsamer Auf-sicht. Martin Heidegger blickte jedenfalls ohne Zorn auf seine Konstanzer Jahre zurück. Dem damaligen geistlichen Präfekten für die unteren Klassen, Matthäus Lang, schrieb er 1928: ‚Ich denke gern und dankbar an die Anfänge meines Studiums im Konradihaus zurück und spüre immer deutlicher, wie stark alle meine Versuche mit dem heimatlichen Boden verwachsen sind. Es ist mir noch deutlich in Erinnerung, wie ich zu Ihnen als damaligem neuen Präfekten ein Vertrauen faßte, das geblieben ist und mir den Aufenthalt im Hause zur Freude machte.'

Weniger erfreulich war für die Konviktler der Umgang mit ihren ‚freien' Mit-schülern am Gymnasium, besonders wenn diese aus den besseren Kreisen stammten. Diese Söhne von Advokaten, Beamten und Kaufleuten fühlten sich den ‚Kapaunern', wie sie genannt wurden, überlegen. Die Konviktler kamen ja zumeist vom Lande und, wie auch Martin Heidegger, aus bescheidenen oder gar ärmlichen Verhältnissen. Günther Dehn, Sohn eines Oberpostdirektors, erinnert sich: ‚Wir haben die ‚Kapauner' immer etwas von oben herab behandelt. Sie waren schlecht gekleidet und, wie wir meinten, auch nicht recht gewaschen. Wir dünkten uns etwas Besseres. Das hinderte uns aber nicht daran, sie gründlich auszubeuten. Sie wurden dazu angehalten, ihre Hausarbeiten aufs sorgfältigste zu erledigen. So mußten sie denn in der Pause uns vorübersetzen, was sie immer willig taten' " (Safranski, S. 26 f.).

Die Behandlung durch die reichen und freien Mitschüler war nicht die einzige Quelle der Dauerbeschämung. Daneben – nach außen nicht sichtbar – schämte Heidegger sich seiner finanziellen Abhängigkeit von der Kirche, ohne deren Stipendien er nicht das Gymnasium hätte besuchen können. Das Bedürfnis, aus dieser beschämenden Situation der Unterlegenheit und Abhängigkeit auszu-brechen, muß in dem Maße gewachsen sein, wie er es dabei doch zugleich gelernt hatte, die Widrigkeiten und Kränkungen eines Sonderwegs voller Stolz durchzu-stehen. Der Ehrgeiz seiner Eltern trug ein übriges dazu bei.

Die letzten drei Schuljahre verbringt er am Bertoldgymnasium, das zum erz-bischöflichen Gymnasialkonvikt St. Georg in Freiburg gehörte. Da das bisher erhaltene Stipendium für die Internatskosten nicht reicht, bemühen sich seine Meßkircher Mentoren um eine neue Geldquelle. Heidegger erweist seine Dank-barkeitsverpflichtung durch großen Fleiß und bekundet den Wunsch, nach dem Abitur in den Jesuitenorden einzutreten. Der Rektor schreibt ihm ins Abschluß-zeugnis: „In der Wahl des theologischen Berufs sicher und zum Ordensleben geneigt, wird er sich wahrscheinlich um Aufnahme in die Gesellschaft Jesu melden" (zit. nach Safranski, S. 29). Das Abitur machte dem intelligenten Schüler offenbar keine großen Probleme. Gerade deshalb ist es merkwürdig, daß er im Alter von einem häufig wiederkehrenden Traum berichtet, in dem er die Abiturprüfung ablegen muß, und zwar vor genau den Lehrern, die ihn am Bertoldgymnasium prüften (vgl. Safranksi, S. 467). Wenn aber die Befürchtung mangelnder fachlicher Kompetenz nicht bestand, so ist zu fragen, was ihn so tief beeindrucken konnte, daß ihn dennoch der Traum dieser Prüfungsangst zeitlebens verfolgte? Stand mit der Abiturprüfung ein anderes Geprüftwerden in Verbindung, das er fürchtete?

Einen Hinweis gibt die folgende Episode, die wir für das Schlüsselereignis in Heideggers Leben ansehen und deshalb ausführlich untersuchen: Nach dem Abitur bemüht sich Heidegger tatsächlich um die schon lange ersehnte Aufnahme in die Gesellschaft Jesu; doch dieser erste Schritt ins öffentliche Leben scheitert. Selbst in den ausführlichsten Biographien werden die merkwürdigen Umstände dieser Episode kaum hinterfragt.

Die Informationen sind allerdings auch spärlich: Dokumentiert ist lediglich ein knapper Randvermerk im Eintrittsbuch des Noviziats Tisis: „dim. 13. 10. 09". Das Kürzel „dim." steht für „dimissus", das heißt Entlassung aus der Kandidatur, bereits 14 Tage nach dem Eintritt. Was war geschehen?

Von Heidegger selbst erhalten wir keine Auskünfte. In seinem Lebenslauf, den er für das Habilitationsverfahren 1915 schrieb, wird die Tisis-Episode unterschlagen und der Eindruck erweckt, als sei er direkt vom Gymnasium auf die Universität Freiburg übergewechselt. Hier kann er freilich nicht umhin, auf eine Parallelsituation einzugehen, den Abbruch seines Theologiestudiums. Und dessen Begründung wirft einiges Licht darauf, wie er seine Jesuiten-Kandidatur dargestellt wissen möchte: als physische, keineswegs psychologische Problematik. Er schreibt: „Die eingehende Beschäftigung mit philosophischen Problemen neben den Aufgaben des eigentlichen Berufsstudiums hatte nach drei Semestern eine starke Überarbeitung zur Folge. Mein frühes durch zuviel Sport entstandenes Herzleiden brach so stark aus, daß mir eine spätere Verwendung im kirchlichen Dienst als äußerst fraglich hingestellt wurde" (zit. nach Ott, S. 86).

Diese Selbstdarstellung wird von den meisten Biographen auch für die Erklärung der Entlassung aus dem Noviziat herangezogen. So schreibt Hugo Ott: „Am 30. September 1909 trat Heidegger in das Noviziat der Gesellschaft Jesu in Tisis bei Feldkirch (Vorarlberg) ein – damals existierte im Gebiet des Deutschen Reiches noch keine Organisation der Jesuiten –, zugelassen vom seinerzeitigen Provinzial P. Thill. Am 13. Oktober 1909 jedoch ist der Kandidat ohne Angabe von Gründen wieder entlassen worden, wie dem Eintrittsbuch des Noviziates Tisis, heute aufbewahrt im Noviziat der Oberdeutschen Provinz der Jesuiten in Nürnberg, zu entnehmen ist. Dem eigentlichen Noviziat mit Gelöbnis geht eine Kandidatur von vierzehn Tagen voraus, während welcher die Kandidaten noch nicht eingekleidet werden und am Leben der Gemeinschaft nur eingeschränkt teilnehmen. Heidegger verließ exakt am Ende der zweiwöchigen Kandidatur das Noviziat. Einem gut belegten Ondit zufolge, das bei den Jesuiten gilt, habe bei einer Wanderung auf das ‚Älple' in der Nähe von Feldkirch Heidegger über Herzbeschwerden geklagt; er sei also wegen der schwachen gesundheitlichen Konstitution entlassen worden – eine sehr plausible Erklärung, wie es unten noch deutlich werden wird. Es wäre also nicht Heideggers Entschluß gewesen, sondern die Entscheidung der Jesuiten. Einwandfreie gesundheitliche Verfassung und entsprechende Belastbarkeit waren Grundvoraussetzungen für das Ordensleben, aber auch für die Tätigkeit als Weltgeistlicher. Der Aspirant Heidegger hatte eine erste Warnung erhalten: unzureichende physische Konstitution" (Ott, S. 59).

Safranski übernimmt diese Version von Ott, wendet sie aber vorsichtig ins Psychologische: „Zwei Wochen später, nach Ablauf der Probezeit, wird er bereits entlassen. Offenbar habe Heidegger, so berichtet Hugo Ott, über Herzbeschwerden geklagt und sei deshalb aus gesundheitlichen Gründen wieder nach Hause geschickt worden. Diese Beschwerden werden sich zwei Jahre später wiederholen und dann den Abbruch der Priesterausbildung veranlassen. Vielleicht hatte sich damals das Herz gewehrt gegen die Pläne des Kopfes" (Safranski, S. 30).

Deutlicher psychologisch wird Farías in seinen Spekulationen: „Heidegger beschloß 1909, in das Jesuiten-Noviziat von Tisis bei Feldkirch einzutreten. Im Eintrittsbuch ist nachzulesen, daß er sich dort nur kurze Zeit aufhielt: am 30. September eingetreten, verließ er das Noviziat am 13. Oktober wieder, ohne die niederen Weihen empfangen zu haben. Das bedeutete jedoch keineswegs, daß er auf seine Absicht verzichtet hatte, Priester zu werden, denn er wechselte unmittelbar danach in das Theologische Konvikt des Erzbistums Freiburg, wo er bis 1911 studierte. Aus den Akten geht hervor, daß Heidegger aus den nämlichen Gründen darauf verzichten mußte, seine Studien in Freiburg fortzusetzen, die ihn bereits veranlaßt hatten, das Jesuiten-Noviziat zu verlassen: Er litt unter psychosomatisch bedingten Herzrhythmusstörungen. Obwohl er sich einer speziellen Therapie unterzog, keine schwere Arbeit verrichten durfte und von Schulwanderungen sowie von sportlichen Schulveranstaltungen dispensiert worden war, mußte er Mitte Februar 1911 seine Studien erstmals unterbrechen, um sich in Meßkirch zu erholen. Die Beschwerden traten nach seiner Rückkehr nach Freiburg erneut auf, so daß er das Konvikt endgültig verließ.

Das klinische Bild der Symptome des jungen Jesuitennovizen und dann des Seminaristen wird einigermaßen durchsichtig, wenn man es mit der ideologischen und sozialen Konfliktsituation in ein Verhältnis setzt, in der er sich seit Beginn seiner Studien in Konstanz befand. Tatsächlich treten Herzbeschwerden ohne physiologische Ursache vor allem bei Patienten auf, die Konflikten ausgesetzt sind, die sie nicht bewußt zu beheben vermögen. Angesichts einer Entscheidung, die sie weder wünschen noch wirklich gutheißen, signalisiert die psychosomatische Reaktion die unbewußte Ablehnung der Entscheidung sowie das Verlangen, sie rückgängig zu machen. Symptome dieser Art treten häufig bei mehr oder weniger dramatischen Konflikten in der Vater-Sohn-Beziehung auf. Dies legt die Vermutung nahe, daß die Bestimmung des jungen Heidegger zum Priester, die von seiner Familie und insbesondere von seinem Vater für ausgemacht gehalten wurde, bei ihm sehr früh innere Spannungen auslöste, die durch äußere, dem kirchlichen Ideal widerstreitende Einflüsse verstärkt wurden. Auch mögen hierbei die traurigen sozialen Erfahrungen auf dem Gymnasium in Konstanz eine Rolle gespielt haben. Die außergewöhnlich guten Noten, die Heidegger vorher als Gymnasiast in Konstanz bekommen hatte, sowie seine spätere Sportbegeisterung (insbesondere für das Skilaufen) begründen den Verdacht, daß seine Herzbeschwerden mit dem unbewußt nicht akzeptierten Aufenthalt im Jesuitenseminar und Theologischen Konvikt zusammengehangen haben. Man mag in dieser ungelösten Problematik (neben dem repressiven Stil der damaligen Anstaltserziehung) einen der Gründe ebenso für die Distanz Heideggers zur Kirche während der Weimarer Republik und des NS-Regimes wie für seine Nachsicht ihr gegenüber am Ende seines Lebens vermuten" (Farías, S. 59 f.).

Bei dieser Version fällt auf, daß Farías der Kürze des Aufenthalts kein besonderes Gewicht beimißt und die Gepflogenheiten bei Eintritt in das Jesuiten-Noviziat wenig beachtet. Die 14 Tage, an denen Heidegger in Jesuitenträume verfiel, sind eine Art persönlicher Vorstellung, bei der der Novizenmeister die Bewerber und diese ihn etwas näher kennenlernen sollten als es anhand des Gesuches des Petenten und meistens auch der Empfehlung von Geistlichen gegeben war. Diese zwei Wochen sind aber nicht zum Empfang niederer Weihen bestimmt – wie Farías offenbar meint. Die niederen Weihen sind erst nach einem zweijährigen Noviziat und mehrjährigen Studien fällig.

Der psychosomatische Deutungsversuch von Farías unterstellt, daß Heideggers Herzbeschwerden auf eine unbewußte Distanznahme zur Kirche zurückzuführen seien und sich entsprechend lösten, als er sich endgültig von ihr emanzipierte. Wenn diese Deutung stimmig wäre, müßten die Herzbeschwerden damit abgetan sein. Doch sie werden auch später angegeben – etwa im Oktober 1914, um zunächst die Entlassung aus dem Militärdienst zu erwirken – und ein Jahr später in die Postüberwachungsstelle versetzt zu werden und so den Frontdienst zu vermeiden (vgl. Ott, S. 85).

Aber waren sie ein Grund für die Verhinderung einer Jesuitenlaufbahn? Ein enger Freund Heideggers, der 90 Jahre alt gewordene Jesuit und Philosophieprofessor Johannes Baptist Lotz, bezweifelt diese Darstellung: „... der Grund war, wie man hörte, schwache Gesundheit, was bei dem hohen Alter, das Heidegger erreicht hat, etwas sonderbar klingt" (Lotz, S. 155).

In der Tat läßt sich schwer nachvollziehen, warum eine Jesuitenlaufbahn physisch anstrengender sein sollte als die an einer Universität, die Heidegger dann mit großer Energie betrieb, nebenher jede Gelegenheit zum Sport wahrnahm und bis ins hohe Alter den beschwerlichen Weg auf seine Hütte machte, wo auch kräftige Besucher nur keuchend anlangten. Weder Heidegger noch sein Novizenmeister können geglaubt haben, eine normale Jesuitenlaufbahn sei mit größeren Belastungen verbunden als die akademische. Eine genauere Nachprüfung der Entlassungsgründe empfiehlt sich daher, zumal bekannt ist, daß die Aufnahmekontrollen in jedem Noviziat wie auch in den theologischen Konvikten sehr gründlich gewesen sind. Überdies galt der Novizenmeister P. de Chastonay, wie wir von P. Grünewald wissen, als ein sehr erfahrener Mann, der gewiß tieferliegende Gründe für die Entlassung gesehen haben dürfte als die von Heideggers Biographen indirekt aus seiner späteren Selbstdarstellung geschlossenen Herzbeschwerden.

Daß Heidegger selbst vermeidet, den Vorfall in seinem Lebenslauf zu erwähnen, deutet darauf hin, daß der Novizenmeister noch ein anderes, intimeres Motiv gesehen haben muß als das von Heidegger immer wieder bereitwillig zur Erklärung angebotene. Was aber kann dieses psychologische Motiv gewesen sein?

Vergegenwärtigen wir uns dazu noch einmal die Umstände, unter denen Heidegger nach Tisis ging: Nach einer kirchlich finanzierten Schulausbildung, die von der demütigenden Erfahrung begleitet war, zu den sozial Unterlegenen zu gehören, die man verspottete und beschämte, bot sich nun die Perspektive, in eine öffentlich hoch angesehene Organisation einzutreten und damit von einem Almosenempfänger der Kirche zu ihrer Elite aufzusteigen. Es war ein von Heidegger heiß ersehntes Ziel, in den – hinsichtlich seiner wissenschaftlichen wie gesellschaftlichen Reputation – renommierten Orden einzutreten. Das zeigt sich auch daran, daß die geographisch und atmosphärisch wesentlich näher liegende Alternative, in das alemannisch anheimelnde Benediktinerkloster in Beuron einzutreten, offenbar nicht in Betracht kam. Dies wiederum deutet auf einen ausgeprägten Ehrgeiz, der bekanntlich von den Eltern kräftig geschürt und von seinem Pfarrer, der ihm für die Aufnahme ins Gymnasium Lateinunterricht gegeben hatte, zumindest unterstützt wurde.

Dieser Ehrgeiz dürfte von einem erfahrenen Novizenmeister, der P. Paul de Chastonay war, leicht zu diagnostizieren gewesen sein, zumal es nicht selten ist, daß Ehrgeizlinge an die Pforten eines Jesuiten-Noviziats anklopfen. Das Problem ist allen Ordensmeistern bekannt. In ihren Lebensberichten sind die Schwierigkeiten nachzulesen, sich dieser Klientel zu entledigen, sofern sie nicht zur Demut erzogen werden kann. Die schlechteste Methode, einen übermäßig ehrgeizigen Schüler loszuwerden, ist gewiß die, ihm direkt zu sagen, er sei zu ehrgeizig. Dieser wird alles daran setzen, das Gegenteil zu beweisen, und in dieser Verkrampfung sein spirituelles Ziel erst recht aus den Augen verlieren. Wie erleichtert muß daher Heideggers Novizenmeister gewesen sein, als er in dessen Herzbeschwerden einen willkommenen Anlaß fand, ihm den Austritt nahezulegen. Hätte er es mit einem Menschen zu tun gehabt, der durch die Tiefe seines Glaubens überzeugt, hätte er ihn nicht nach 14 Tagen wegen Herzbeschwerden aufgegeben. Und Heidegger war seinerseits viel zu intelligent, als daß er um den eigentlichen Entlassungsgrund nicht gewußt hätte.

Die Kränkung muß sehr tief gegangen sein. Und die erst später, im Zusammenhang mit dem Abbruch des Theologiestudiums berichteten Herzbeschwerden dürften denn auch weniger der Grund für die Entlassung aus dem Noviziat gewesen sein als vielmehr die Folge eines gekränkten Ehrgeizes. Heidegger war aus dem Rhythmus geraten, und sein Körper reagierte mit Herzrhythmusstörungen.

Fortan muß er fürchten, Prüfungen seines privaten Selbst nicht gewachsen zu sein. Hier liegt ein weiterer Grund für dessen Abspaltung und Einkapselung in eine Verschrobenheit, mit der er sich gegen weitere Einblicke in sein Inneres abschirmt. Er wird Mitglied im „Gralsbund", einer strikt antimodernistischen Gruppierung der katholischen Jugendbewegung, und schreibt Artikel in konservativen katholischen Zeitschriften, die die Idee der Herkunft an abstruse Leitbilder mittelalterlicher oder barocker Querköpfe binden. Diese Identifikationshaltung kommt etwa in seinem Bericht über die Enthüllung eines Denkmals für den Hofprediger Abraham a Santa Clara zum Ausdruck. Darin lobt er das Dorf mit seinen „eigenbrötlerischen Bewohnern" und nennt dessen Kirchturm einen „Sonderling", womit er zweifellos sich selbst porträtiert (Safranksi, S. 34).

Die von ihm gepflegte Sonderlingshaftigkeit hat den Zweck, den Mangel des Privaten unsichtbar zu machen, indem alles, was daran erinnert, zum Verschwinden gebracht wird. In dieser Hinsicht aufschlußreich ist sein Essay „Per mortem ad vitam" über den dänischen Literaten Johannes Jørgensen. Darin heißt es: „Und willst du geistig leben, deine Seligkeit erringen, dann stirb, ertöte das Niedrige in dir, wirke mit der übernatürlichen Gnade und du wirst auferstehen. Und so ruht er jetzt, der willensstarke, hoffnungsfrohe Dichterphilosoph im Schatten des Kreuzes…" (zit. nach Ott, S. 64). Doch diese Worte des späteren Dichterphilosophen Heidegger, die ein eigenes Lebensprogramm umreißen, zeigen schon an, daß er es nicht im Feld der Theologie wird realisieren können: Wer das „Niedrige" in sich abtötet, tötet das Private und entzieht sich damit den Boden des Glaubens.

Reflexionen im Krisenjahr 1911 über die Unmöglichkeit, durch das „Kleine", durch Bescheidenheit und Demut voranzukommen (vgl. Ott, S. 70), führen schließlich zum Abbruch des Theologiestudiums und damit der Priesterlaufbahn. Die Herzbeschwerden werden als Grund dafür angegeben, daß ihm der Konvikt- arzt „vollständige Ruhe" verordnet. Der Grund der Unruhe aber ist Heideggers gebrochener Ehrgeiz. Johannes Baptist Lotz bemerkt dazu: „Als er sich nach zwei oder drei Semestern allein der Philosophie zuwandte, fiel, wie mir der Bruder Fritz erzählte, für seine Eltern ein Himmel ein. Sie hatten auf ihren Sohn Martin, der so ein gescheiter Mensch war und ein so gutes Abitur gemacht hatte, große Hoffnungen gesetzt. Sie meinten, er könne einmal vielleicht Erzbischof, wohl aber Weihbischof und damit ein berühmter Mann werden. Das Aufgeben des Theologiestudiums beraubte sie dieser Aussicht und bedauernd sagten sie, es sei halt nichts mit dem berühmten Sohn!" (Lotz, S. 155).

Die Eltern ahnten nicht, daß Heidegger längst damit beschäftigt war, den ihm von der Kirche gesteckten Rahmen zu überschreiten, die Kränkung der Abwei- sung in einen Triumph zu verwandeln, nachdem er auch im Theologiestudium nicht schnell genug zum Gipfel aufsteigen konnte, da er sich einer Gemeinschaft zu fügen hatte. Er betreibt gezielte „Karriereplanung" (Safranski, S. 58), die ihn in den Augen anderer zum größten und „überragenden Denker seit Heraklit" (Eucken, zit. nach Ott, S. 165) machen sollte.

Ratgeber auf diesem Weg ist sein Freund Laslowski, der ihm Briefe schreibt wie diesen: „Liebster, ich habe das Gefühl, daß Du so zu den ganz Großen heran- wachsen wirst, um den sich die Universitäten reißen werden. Unter dem darf es auch nicht sein." Und er gibt ihm eine Empfehlung, die zu Heideggers Lebens- maxime wird: „Es wäre meines Erachtens gut, Du umgibst Dich für längere Zeit mit einem etwas geheimnisvollen Dunkel und machst ‚die Leute' neugierig. Du hast es dann leichter" (nach Ott, S. 75 f.).

Seinen Bruch mit dem „System des Katholizismus" begründet Heidegger ent- sprechend damit, daß er „zu stark empfunden" habe, „was das katholische Mittel- alter an Werten in sich trägt" (zit. nach Safranski, S. 133). Heidegger kann sich nicht mehr in die Glaubensgemeinschaft fügen, die ihn ein ums andere Mal zum Sonderling gemacht und damit gedemütigt hatte; er sucht zum Schutze seines privaten Selbst eine Orientierung an Werten, die mindestens ebenso entrückt sind wie das katholische Mittelalter. Nachdem er sich mit seiner Frau Elfriede 1917 hatte katholisch trauen lassen, ließ er diese katholische Einsegnung bereits wenige Wochen später durch eine protestantische Trauung aufheben, um durch diese „große konfessionelle Kehre", wie Ott schreibt, seine Abkehr von einer Glau- benspraxis zu unterstreichen, die die „Unmittelbarkeit des religiösen Erlebens und das Irrationale der Mystik von Bernhard von Clairvaux bis zu den spanischen Mystikern des 16. Jahrhunderts" preisgegeben hatte (Ott, S. 355).

Als junger Privatdozent entwickelt er eine Spache, die mit Begriffen wie „Ruinanz, Prästruktion, Larvanz, Reluzenz" nicht so sehr von „neusachlicher Distanzierungslust" zeugt, wie Safranski meint (Safranski, S. 139), sondern Aus- druck einer Verschrobenheit ist, die von dem Blick in sein Inneres ablenken soll. Während seiner Kandidatur für das Noviziat war ihm das nicht gelungen. Man hatte ihm dort die Einkleidung, das Symbol der öffentlichen Anerkennung, verwehrt. Nun beginnt er „in eigenartigen Bauernkitteln aufzutreten" (Safranski 139), und gibt sich damit selbst die schützende Einkleidung. Später läßt er sich von dem Maler Otto Ubbelohde einen Lodenanzug mit Kniebundhosen entwerfen, der als „existentieller Anzug" die studentische Aufmerksameit auf sich zieht. Analog weist er die Idee eines „wahren Selbst" philosophisch zurück, die nun unter dem Stichwort der „Eigentlichkeit" eine hinlänglich entrückte Einkleidung erhält (Safranski, S. 143).

In gleichem Maße aber wächst seine paranoide Angst vor negativen Bewertungen seiner Person. Schon bei der Besetzung des Lehrstuhls für katholische Philosophie 1916, auf die er sich Chancen ausrechnete, fühlte er sich zu Unrecht durch eine Intrige hintergangen. Der angegebene Grund für seine Nichtberufung traf genau seinen wunden Punkt: „Mangel an Persönlichkeit" (zit. nach Safranski, S. 89). Damit wiederholt sich die einstige Kränkung durch den Novizenmeister, die ihn zeitlebens verfolgen wird, und die er etwa durch die Charakterisierung des Jesuitismus als „teuflisch" (Brief an Elisabeth Blochmann v. 22. 6. 1932) und durch den Aufruf, der „öffentliche Sieg des Katholizismus" dürfe „auf keinen Fall bleiben" (Brief vom Februar 1934 an den Reichsführer der Deutschen Studentenschaft) paranoid abwehrt. Als er, der sich über das angebliche „Komplott" seiner Nichtberufung von 1916 lautstark beschwert hatte, 7 Jahre später endlich an sein Ziel kommt, hat er für den unterlegenen Konkurrenten nur beißenden Spott übrig: „So eine Jämmerlichkeit an Menschenwesen ist mir noch nie begegnet – jetzt läßt er sich bemitleiden wie ein altes Weib – die einzige Wohltat, die man ihm erweisen könnte, wäre, ihm heute noch die venia legendi zu entziehen" (Safranski, S. 155).

Die aggressive Sprache verrät die Ambition, die nun auch vor seinem Lehrer Husserl nicht mehr haltmacht und die eigene Erlöserattitüde auf diesen projiziert: „das will heute in Berlin die Welt erlösen!" (Safranski, S. 56) – Heidgger ist es, der die Welt erlösen will. Und für dieses Ziel wird er Stufe um Stufe steigen...

Verstiegenheit – Der Holzweg zum Rektorat 1933/34

Der Aufstieg zum zunächst „heimlichen König der Philosophie", wie er schon vor seiner Berufung nach Marburg genannt wurde, zum größten Denker des Abendlandes, wird aggressiv vorangetrieben. Er gründet eine „Kampfgemeinschaft" mit Jaspers, will Nicolai Hartmann „die Hölle heiß machen" durch einen „Stoßtrupp" seiner Anhänger und polemisiert intern gegen die „Trivialitäten" seines Lehrers Husserl (Safranski, S. 156).

Der Preis für diese aggressive Selbstinszenierung ist eine zunehmende Abspaltung des privaten Selbst, die schon in der Kindheit begann, und sich nun – unter anderem in der Form der Verstiegenheit – immer weiter vertieft. Hugo Ott ist dieser Tendenz unter dem Stichwort der „Zerrissenheit" nachgegangen (vgl. Ott 1990).

Als Heidegger 1916 sein Verlöbnis mit einer lungenkranken Straßburgerin aufgelöst hatte, schreibt sein Freund Laslowski hellsichtig: „Ich sah, wie du von Tag zu Tag wuchsest über die Sphäre, in der ‚Liebe' und ‚Glück' nur gedeihen kann; ich wußte schon seit langem, daß Du wirst Wege gehen müssen – müssen, um Deinen Zielen überhaupt näher zu kommen – auf denen die ‚Liebe' erfrieren muß" (Safranski, S. 90). Der Freund sieht sehr genau, welcher Weg Heidegger vorgezeichnet ist. Safranski kommentiert: „Heidegger soll emporsteigen, aus den menschlichen Niederungen, wo geheiratet wird und Familien gegründet werden, und Laslowski, der in aller Bescheidenheit sich für die Niederungen zuständig fühlt, will wenigstens ein Zeuge solcher Gipfelstürmerei werden" (Safranski, S. 91). Zwar heiratet Heidegger kurz darauf Elfriede Petri, doch ist dies für ihn eine Zweckehe ohne Leidenschaft. Sexuelles Begehren, vermittelt über die Anbetung seiner Person, erfüllt er heimlich, im Verborgenen.

An dieser Stelle ist eine kurze Skizzierung seines Verhältnisses zu Hannah Arendt nötig. Sie kam Anfang 1924, im Alter von 18 Jahren, nach Marburg, um bei Heidegger zu studieren. Die auffallend kluge junge Frau, „die mit ihrem Bubikopf und der modischen Kleidung alle Blicke auf sich zog" (Safranski, S. 166), war trotz der Selbstsicherheit, mit der sie gewöhnlich auftrat, von einer ergebenen Schüchternheit gegenüber Heidegger, für den es wiederum nichts Attraktiveres geben konnte als solche Devotion. Am 10. Februar schreibt er ihr seinen ersten Brief. Die formelle Anrede „Liebes Fräulein Arendt" weicht schon vier Tage später der vertraulichen „Liebe Hannah", um nach weiteren zwei Wochen in Formulierungen überzugehen, die vom „Beginn physischer Intimität" (Ettinger, zit. nach Safranski, S. 168) zeugen. Bemerkenswert bei dieser offenbar leidenschaftlichen Annäherung ist die Art, wie Heidegger damit umgeht: Er spaltet sie ab. Statt sich mit der illustren Geliebten öffentlich zu zeigen, was bei seinen sonstigen Verschrobenheiten durchaus nahe gelegen hätte, zieht er es vor, das Image des treuen Ehemannes nach außen hin zu wahren (wobei unter anderem die Angst vor seiner Frau eine Rolle gespielt haben dürfte). Er trifft die Geliebte heimlich und oktroyiert ihr „Spielregeln" (Safranski, S. 168), die ihr eine extreme Selbstverleugnung abverlangen. Ein ausgeklügeltes Verabredungssystem zwingt sie, an versteckten Orten auf seine Stippvisiten zu warten. Schließlich verlangt er sogar von ihr, Marburg zu verlassen, um sein Image nicht zu gefährden. Bei all dem „quält sie das Gefühl, in dieser Beziehung nicht wirklich anwesend zu sein... Sie nennt ihre Liebe ‚eine starre Hingegebenheit an ein Einziges'" (nach Safranski, S. 168 f.). Diese Hingegebenheit beruht, wie sie berichtet, auf seiner Selbstinszenierung als Seelenführer. Er, der von ihr angebetet wird, liest ihre Schriften nur flüchtig (vgl. Safranski, S. 168 ff.). Um so bemerkenswerter ist die Tatsache, daß Hannah Arendt auch im Rückblick feststellt, Heidegger lebe „in einer Tiefe und mit einer Leidenschaftlichkeit, die man nicht leicht vergessen kann", wobei sie freilich die Ursache dafür gerade im *Mangel* seines privaten Selbst, nicht im Übermaß von Qualitäten wie Glaube und Gewissen findet: „Was Sie Unreinheit nennen," schreibt sie am 29. 9. 1949 an Jaspers, „würde ich Charakterlosigkeit nennen, aber in dem Sinne, daß er buchstäblich keinen hat, bestimmt auch keinen besonders schlechten" (nach Safranski, S. 365).

Zu Heideggers Selbstinszenierung gehört die Hütte in Todtnauberg. „Dort hielt der heimliche König der Philosophie auf bündische Weise Hof" (Safranski, S. 160). Und wer die Ehre hatte, ihn besuchen zu dürfen, mußte aufsteigen zu ihm, der weit aufgestiegen war – und im Begriff war, sich zu versteigen. In einem Brief an Hannah Arendt, in dem er ihr die Drucklegung von „Sein und Zeit" mitteilt, kommt seine Überhebung über die „spießige Luft" des normalen Universitätsbetriebes, über die er sich auf seiner Hütte erhaben dünkt, sinnbildlich zum Ausdruck:

„Es ist schon tiefe Nacht – der Sturm fegt über die Höhe, in der Hütte knarren die Balken, das Leben liegt rein, einfach und groß vor der Seele... Zuweilen begreife ich nicht mehr, daß man da unten so merkwürdige Rollen spielen kann..." (nach Safranski, S. 173).

Und umgekehrt begriff man ihn immer weniger: „In der allgemeinen Öffentlichkeit gehörte die Dunkelheit des Buches ('Sein und Zeit') zu seinem Nimbus. Es konnte offenbleiben, ob das Dasein selbst oder nur seine Analyse so dunkel sei. Auf jeden Fall wirkte das Ganze irgendwie geheimnisvoll" (Safranski, S. 178). Der sich zeitlebens geschämt hatte, ging mit der Zunahme seines Status dazu über, seinerseits zu beschämen. Er zitiert zu Beginn von „Sein und Zeit" Platons „Sophistes", in dem von der „Verlegenheit" gegenüber dem Verständnis des Ausdrucks „seiend" die Rede ist. Die Weitergabe dieser Verlegenheit ist das Leitmotiv des Heideggerschen Hauptwerkes. Damit „inszeniert sich Heidegger als Protagonist einer epochalen Zäsur" (Safranski, S. 180).

Eine weitere Etappe auf seinem Aufstieg ist die Schaudiskussion mit Ernst Cassirer – in einer Szenerie, die wiederum Sinnbildcharakter hat: Die Diskussion findet in Davos, auf Thomas Manns „Zauberberg", statt. Dort oben genießt er die „Aufmerksamkeit, die er mit seinem unkonventionellen Auftreten im eleganten Rahmen des Grand Hotel erregte" (Safranski, S. 221). Er berichtet Elisabeth Blochmann von seinen Skilauf-Eskapaden zwischen den Diskussionen: „In schöner Müdigkeit, voll Sonne und Freiheit der Berge, noch den ganzen klingenden Schwung der weiten Abfahrten im Körper kamen wir dann immer abends in unserer Skiausrüstung mitten hinein in die Eleganz der abendlichen Toiletten. Diese unmittelbare Einheit von sachlich forschender Arbeit und völlig gelockertem und freudigem Skilauf war für die meisten der Dozenten und Hörer etwas Unerhörtes" (zit. nach Safranski, S. 222). „So", kommentiert Safranski, „wollte er gesehen werden: als strenger Arbeiter in den riesigen Steinbrüchen der Philosophie, als Verächter der eleganten Welt, als Sportsmann und Naturbursche, als Gipfelstürmer und als ein Mann der verwegnen Abfahrten" (Safranski, S. 222).

Daß er damit nur die innere Leere übertönt, den Verlust seines privaten Selbst, läßt sich auch aus seiner Philosophie entnehmen: „Langeweile" ist ein weiterer Schlüsselbegriff aus „Sein und Zeit". Sie verschlingt das Ich, „das sich immerhin noch dafür schämen kann, ein Langweiler zu sein" (Safranski, S. 231). Eben diese Scham muß überwunden werden. Erst in der absoluten Leere stellt sich die wahre Größe ein: „Wir müssen erst wieder rufen nach dem, der unserem Dasein einen Schrecken einzujagen vermag" (zit. nach Safranski, S. 234). Für Safranski kann kein Zweifel daran bestehen, daß Heidegger selbst es ist, der sich diese Aufgabe zutraut (vgl. Safranski, S. 234). Konsequent schließt er sich der Bewegung der Nationalsozialisten an.

Dieser Schritt hat die Zeitzeugen und Biographen immer wieder zu Spekulationen über dessen Hintergründe veranlaßt, von denen einige hier genannt seien:

Rüdiger Safranski:

„Im Februar 1933 ist für Heidegger der Augenblick der Tat gekommen. Die Ekstase scheint plötzlich auch in der Politik möglich zu sein. ... Aber jetzt kommt ihm die Geschichte entgegen, sie überwältigt ihn und reißt ihn mit. Er braucht nicht mehr zu springen, er könnte sich treiben lassen, wenn da nicht der Ehrgeiz wäre, selbst zu den Antreibern zu gehören. Man muß sich einschalten, sagt Heidegger zu Jaspers im März 1933" (Safranski, S. 268 f.). – „Wenn Heidegger davon träumt, mit seiner Philosophie als Berg zwischen Bergen zu stehen, wenn er Wesentliches zum Stand bringen will, damit das Volk im Flachland am Ragenden der Philosophie eine Orientierungsmöglichkeit habe, dann zeigt sich darin, daß auch nach dem politischen Machtrausch Heideggers Philosophieren noch von Machtideen infiziert ist... Jetzt läßt er sie aufragen und auch seine eigene Philosophie schickt er ins Gebirg des Seyns... Die Bergmetaphorik aber weist unübersehbar darauf hin, daß Heidegger sich inzwischen mit seiner Philosophie in eine dauerhafte Welt einschreiben will. Daß er an etwas teilhaben will, das seine zufällige Existenz und die geschichtliche Situation überragt" (Safranski, S. 362). – „Sehr weit hat sich Heidegger im Jahr des beginnenden Infernos über das Seiende hinausgedacht, so weit, daß für ihn das Sein nun zu etwas wird, was es zuvor nicht war: eine vom Seienden unabhängige Bezugsgröße" (Safranski, S. 382).

Hannah Ahrendt:
(Paraphrase von Rüdiger Safranski:) „Heidegger fungiert als Höhepunkt des existenziellen Solipsismus. Bei Heidegger habe das eigentliche Selbst das Erbe Gottes übernommen... Übrig bleibt ein Kokettieren mit der eigenen ,Nichtigkeit', was, so deutet sie an, Heidegger anfällig gemacht habe für die Barbarei" (1946 in ihrem Essay „Was ist Existenzphilosophie?", nach Safranski, S. 428 f.). – „Das Verdrehen ist unerträglich, und allein die Tatsache, daß er jetzt alles so aufzieht, als sei es eine Interpretation von ,Sein und Zeit', spricht dafür, daß alles wieder verdreht herauskommen wird" (29. 9. 1949 an Karl Jaspers, nach Safranski, S. 427).

Max Müller:
„Heidegger nennt rationale Motive. Seine revolutionäre Begeisterung aber erwähnt er nicht. Er will in der Rückschau die Radikalität seiner Intentionen... nicht mehr wahrhaben" (in: Martin Heidegger. Ein Philosoph und die Politik, 1988, nach Safranski, S. 269). – „... das persönliche unheroische Schicksal habe im Denken Heideggers wohl „zur mythischen Verklärung des Fronterlebnisses beigetragen" (nach Ott, S. 151).

Helmuth Plessner:
Mit seiner Eigentlichkeitsphilosophie vertiefe er den in Deutschland traditionellen „Riß zwischen einer privaten Sphäre des Heils der Seele und einer öffentlichen Sphäre der Gewalt". Er begünstige den „politischen Indifferentismus". Das sei eine Gefahr für „unser(en) Staat und unser Volk" (1931 Essay „Macht und menschliche Natur", nach Safranski S. 246 f.).

Benedetto Croce:
„Ich habe endlich die Rede von Heidegger ganz gelesen, die dumm und zugleich servil ist. Ich wundere mich nicht über den Erfolg, den sein Philosophieren eine Zeitlang haben wird: das Leere und Allgemeine hat immer Erfolg. Es bringt aber nichts hervor. Auch ich glaube, daß er in der Politik keinerlei Wirkung wird haben können: aber er entehrt die Philosophie, und das ist ein Schaden auch für die

Politik, wenigstens für die zukünftige" (9. September 1933 an Karl Vossler, nach Safranski, S. 292).

Otto Pöggeler:

„... es geht nicht um Lehrsätze und Ideen, somit nicht um das nationalsozialistische Parteiprogramm oder gar um Rassentheorien, sondern darum, daß der Kanzler einer nationalen Koalition sich über seine Partei erhebt und so erst zum Führer des Aufbruchs wird" (nach Ott, S. 161 f.).

Ernst Krieck:

„Der weltanschauliche Grundton der Lehre Heideggers ist bestimmt durch den Begriff der Sorge und Angst, die beide auf das Nichts hinzielen. Der Sinn dieser Philosophie ist ausgesprochener Nihilismus, wie er sonst vornehmlich von jüdischen Literaten bei uns vertreten worden ist, also ein Ferment der Zersetzung und Auflösung für das deutsche Volk. In ‚Sein und Zeit' philosophiert Heidegger bewußt und absichtlich um die ‚Alltäglichkeit' – nichts darin von Volk und Staat, von Rasse und allen Werten unseres nationalsozialistischen Weltbildes..." (1934, nach Safranski, S. 313).

Hugo Ott:

„Nie hat Heidegger während der Zeit des Dritten Reiches diese Sätze zurückgenommen, auch nicht die anderen. Denn: wer vermöchte der seherischen Gewalt zu entgehen? Wann wurde je ein Spruch des Delphischen Orakels widerrufen? Wann je hätte ein Gott sich geirrt, wohnend am Ort des Seins, dem Volk das Geschick seines Wesens zuschickend? Versagt sich aber ein Volk seinem Schicksal, dann geht es in die Irre, bleibt umnachtet, die Dämmerung bricht an. Doch: Wie sollte dem Denker, der in die Nähe des Ortes gelangt ist, wo das Sein anwesend ist, Schuld zugemessen werden? Wer verlangt Antwort von ihm, Verantwortung? Vom Medium, dessen sich das Denken bemächtigte?" (Ott, S. 162). – „Diese Aktivitäten lagen im Trend seiner Zielvorstellung: einer der geistigen Führer der Bewegung zu werden, soweit die Wissenschaftspolitik in Frage kam, vielleicht der Führer schlechthin" (Ott, S. 190 f.).

Adolf Lampe:

„... die Rundschreiben des Rektors, deren Inhalt ‚als empfindliche Beeinträchtigung der vom Hochschullehrer zu fordernden und zu bewahrenden Eigenständigkeit' gewertet werden müßte. Das internationale Ansehen Heideggers verstärkt das Gewicht der Verfehlungen, dadurch habe er sich zu einer ‚wesentlichen Stütze der damals besonders gefährlichen Entwicklungstendenzen des Nationalsozialismus' beigetragen... Wer so wie Heidegger das Führerprinzip durchgesetzt habe, dürfe sich jetzt nicht herausreden mit dem Hinweis auf ‚Quertreibereien' und mangelnde Unterstützung... Und was Heideggers spätere Kritik am System betrifft, so könne er, Lampe, sie nicht als ‚Kompensation' werten; diese sei nur zu erreichen gewesen ‚durch ein der Entschiedenheit seiner Rektoratsführung entsprechendes offenes Hervortreten in der Kritik unter Inkaufnahme daraus resultierender persönlicher Gefährdungen'" (nach Safranski, S. 389 f.). „...später: Heidegger handle verantwortungslos, indem er die Größe seiner Schuld verleugne, ‚als er unsere Universität mit brutalem Machteinsatz auf den Weg des Nationalsozialismus trieb'" (23. Juli 1945 – Bezug nehmend auf die Vorgänge von 1934, nach Safranski, S. 394).

Theodor W. Adorno:

„Im Namen zeitgemäßer Eigentlichkeit jedoch könnte auch ein Folterknecht allerlei ontologische Entschädigungsansprüche anmelden, wofern er nur ein rechter Folterknecht war." ... Ontologie sei die zum System geronnene „Bereitschaft, eine heteronome, der Rechtfertigung vorm Bewußtsein enthobenen Ordnung zu sanktionieren" (1959, nach Safranski, S. 472).

Karl Jaspers:

„Ich suchte Heidegger zur Begrüßung oben in seinem Zimmer auf. ‚Es ist wie 1914...', begann ich, und wollte fortfahren: ‚wieder dieser trügerische Massenrausch', aber angesichts des den ersten Worten strahlend zustimmenden Heideggers blieb mir das Wort im Halse stecken... Angesichts des selber vom Rausche ergriffenen Heideggers habe ich versagt. Ich sagte ihm, daß er auf dem falschen Wege sei. Ich traute seinem verwandelten Wesen gar nicht mehr. Ich fühlte für mich selbst die Bedrohung angesichts der Gewalt, an der Heidegger nun teilnahm..." – „Ich danke Ihnen für Ihre Rektoratsrede... Der große Zug Ihres Ansatzes im früheren Griechentum hat mich wieder wie eine neue und sogleich wie eine selbstverständliche Wahrheit berührt... Ich spreche nicht von Stil und Dichtigkeit, die soweit ich sehe diese Rede zum bisher einzigen Dokument eines gegenwärtigen akademischen Willens macht, das bleiben wird. Mein Vertrauen zu Ihrem Philosophieren [...] wird nicht gestört durch die Eigenschaften dieser Rede, die zeitgemäß sind, durch etwas darin, was mich ein wenig forciert anmutet und durch Sätze, die mir auch wohl einen hohlen Klang zu haben scheinen. Alles in allem bin ich nur froh, daß jemand so sprechen kann, daß er an die echten Grenzen und Ursprünge rührt" (23. August 1933 an H., nach Safranski, S. 292). – „Mein Schrecken wuchs, als ich das las. Das ist, soweit ich zu denken vermag, reine Träumerei, in der Reihe so vieler Träumereien, die je an der Zeit uns dieses halbe Jahrhundert genarrt haben. Sind Sie im Begriff, als Prophet aufzutreten, der aus verborgener Kunde Übersinnliches zeigt, als ein Philosoph, der von der Wirklichkeit weg verführt?, der das Mögliche versäumen läßt durch Fiktionen?" (24.07.1952, nach Ott, S. 40). – „Heideggers Denkungsart, die mir ihrem Wesen nach unfrei, diktatorisch, communikationslos erscheint, wäre heute in der Lehrwirkung verhängnisvoll" (Gutachten vom 22.12.1945, nach Ott, S. 316). – „Er hat ein philosophisches Organ, dessen Wahrnehmungen interessant sind, obgleich er m.E. ungewöhnlich kritiklos ist und der eigentlichen Wissenschaft fern steht. Er wirkt manchmal, als ob sich der Ernst eines Nihilismus verbände mit der Mystagogie eines Zauberers" (22.12.1945 an Oehlkers, nach Ott, S. 316).

Herbert Marcuse:

„Nur allmählich merkten wir, daß die Konkretheit des Heideggerschen Philosophierens in hohem Grade eine scheinhafte war, daß wir es wieder mit einer Transzendentalphilosophie zu tun hatten (auf erweiterter Stufenleiter), in der die

Existentialkategorien ihre Schärfe verloren, neutralisiert wurden und sich schließlich in immer höheren Abstraktionen verloren" (S. 162). – „Heute scheint es mir schamlos, Heideggers Bekenntnis zum Hitlerregime als (kurzen) Fehltritt oder Irrtum abzutun: ich glaube, daß ein Philosoph sich einen solchen ‚Irrtum' nicht leisten kann, ohne seine eigene und eigentliche Philosophie zu desavouieren" (S. 162 f.).

Diese Einschätzungen, zum Teil von Ratlosigkeit, zum Teil von Empörung und Entsetzen gekennzeichnet, deuten bei all ihrer Verschiedenheit doch auf einen Grundzug hin, nämlich den der Verstiegenheit. Und Heidegger ahnt schon zu Beginn seiner Anhängerschaft an den Nationalsozialismus, also um 1931 schon, daß er sich verstiegen hat. So gesteht er Jaspers, daß er sich „zu weit vorgewagt habe, über die eigene existentielle Kraft hinaus und ohne die Enge des sachlich von mir Erfragbaren klar zu sehen" (nach Safranski, S. 248). Doch er kann nicht mehr zurück. Vergleichbar einem Bergsteiger, der sich verstiegen hat, ist Heidegger im Bemühen der Schamvermeidung bereits so weit vom Weg der Verständlichkeit abgekommen, daß ihm jeder Schritt zurück lebensbedrohliche Absturzgefahr signalisieren mußte. Er hüllt sich noch mehr in Dunkel. Im Kommissionsbericht zu seiner Berufung nach Berlin 1930 schrieb Eduard Spranger: „Indessen gestehen auch seine Verehrer zu, daß von den zahlreichen Studenten, die sich zu ihm drängen, ihn kaum einer wirklich versteht. Er befindet sich gegenwärtig in einer Krise. Deren Ausgang ist abzuwarten. Ihn jetzt nach Berlin zu berufen, wäre verhängnisvoll" (zit. nach Safranski, S. 249).

Die Krise, die hier diagnostiziert wird, führt Heidegger nicht zur Selbstbesinnung, sondern zur Steigerung seiner Intention, die eigene Leere durch Selbstüberhebung zuzudecken. Philosophie, schreibt er an Jaspers, habe das Amt des „wissenden Führers und Wächters" in der „echten Öffentlichkeit" (zit. nach Safranski, S. 255). Das „Führerprinzip" – und zwar das mit Gewalt durchgesetzte (vgl. Safranski, Seite 261) wird nun zu seinem Leitbegriff – in der Philosophie wie in der Politik. Er ist nicht nur berauscht von der „Gigantomachie", die er in Platon zu entdecken meint (zit. nach Safranski, S. 265), sondern zugleich von derjenigen des Nationalsozialismus, wie Hermann Mörchen zu seinem Erschrecken bereits bei einem Besuch zum Jahreswechsel 1931/32 auf der Hütte feststellt (vgl. Safranski, S. 267).

Und der Berauschte hat den ihn kennzeichnenden „Ehrgeiz", nicht nur dazuzugehören, sondern „selbst zu den Antreibern zu gehören" (Safranski, S. 269), ja, mehr noch: der einzige und auserwählte Vordenker der Bewegung zu sein. Er kann nicht mehr anders. „Beim letzten Gespräch mit Jaspers sagte er, Zorn und Wut in der Stimme, ‚daß es so viele Philosophieprofessoren gebe, sei ein Unfug, man soll in Deutschland nur zwei oder drei behalten'. Als Jaspers fragte, ‚welche denn?' schwieg Heidegger vielsagend" (zit. nach Safranski, S. 272).

Das Verschwiegene wird bald darauf zur Sprache finden in der Antrittsrede und den Aufrufen aus seiner Rektoratszeit. Bis dahin hatte er sich zurückgehalten. „Aber jetzt steht Heidegger da, emporgestreckt und martialisch mit Worten klirrend, der Priester ohne Botschaft, der metaphysische Sturmtruppführer, umgeben von Fahnen und Standarten; er hatte sich bei der Platon-Vorlesung hineingeträumt in die Figur des Befreiers, der die Gefangenen in der Höhle entfesselt und herausführt. Jetzt bemerkt er, daß die Höhlenbewohner alle schon auf dem Marsch sind. Er braucht sich nur noch an ihre Spitze zu setzen" (1927, Safranski, S. 290).

Die Rede zum Antritt des Rektorats 1933 ist eine „Kampfrede" (R. Harder, zit. nach Ott, S. 146), die drei „Bindungen" in den Mittelpunkt stellt: „Arbeitsdienst, Wehrdienst und Wissensdienst". Was Heidegger über den Wehrdienst sagt: es handle sich um eine Bindung an die „Ehre", die eine „durch Zucht gestraffte Bereitschaft zum Einsatz bis ins Letzte" verlange („Die Selbstbehauptung der deutschen Universität", S. 15), das betrifft nicht nur den nationalen Kampf; es ist zugleich Heideggers Leitlinie für den persönlichen Kampf um Ehre, das heißt um die unbedingte Anerkennung seiner Prätention, für die er sich „bis ins Letzte" einsetzt: „Aus einem soldatischen Geist heraus ließ Heidegger den Kollegen Stieler eine Ehrengerichtsordnung für die zu gründende Dozentenschaft entwerfen, die er gutheißend der Regierung in Karlsruhe und Berlin vorlegte – ausgerichtet an der Ehrengerichtsordnung für Offiziere. Maßgebend sollte sein: die Wiederherstellung des Ehrbewußtseins" (Ott, S. 151). Sein Ehrbegriff ist es auch, der ihn dazu motiviert, sich ausnahmsweise für jüdische Kollegen einzusetzen, deren Entrechtung er ansonsten aktiv betreibt. Er empfiehlt dem Kultusministerium, die weltberühmten Professoren Eduard Fraenkel und Georg von Hevesy zu verschonen, gerade *weil* dies „im vollen Bewußtsein von der Notwendigkeit der unabdingbaren Ausführung des Gesetzes zur Wiederherstellung des Berufsbeamtentums" geschehe, denn eine „endgültige Beurlaubung würde dem Ansehen der deutschen Wissenschaft und gerade auch unserer Grenzlanduniversität einen schweren, auf lang hin nicht wieder auszugleichenden Stoß versetzen" (zit. nach Ott, S. 198 f.). Daß Heidegger in anderen Fällen gezielte politische Denunziation betrieb, wie etwa im Fall Hermann Staudinger, ist nur noch durch eine „tiefenpsychologische Auslegung" zu erklären (Ott, S. 201; vgl. S. 208 u. 350). Diese liegt im Ehrbegriff Heideggers selbst: Das öffentliche Selbst muß um jeden Preis gewahrt sein, ohne jede „Störung" durch private Beweggründe. Für diesen Ehrbegriff ist Heidegger durchaus bereit, sich sogar gegen die Parteilinie zu stellen – im Interesse des Ansehens der Partei freilich und aus der Einsicht heraus, daß er, der Initiator der Ehrengerichtsordnung, wie kein anderer diese Interessen zu vertreten weiß. Nach einer Tagebuchnotiz des Prorektors Sauer klagte Rudolf Eucken, „Heidegger mache den Eindruck, als ob er ganz für sich nach dem Prinzip des Führersystems fuhrwerken wolle. Er fühle sich offenbar als der geborene Philosoph und geistige Führer der neuen Bewegung, als der einzige große und überragende Denker seit Heraklit" (zit. nach Ott, S. 164 f.).

Mit philosophischen Inhalten hatte das nichts mehr zu tun. Heidegger hatte sich dazu verstiegen, einen unbedingten Führungsanspruch zu vertreten und in dieser Verstiegenheit fand er keinen Anschluß mehr an eine vernünftige Begründung im Denken. „Es handelt sich", wie Safranski zu recht kommentiert, „um einen philosophischen Salto mortale in die Primitivität" (Safranski, S. 272). In einem Vortrag vor Tübinger Studenten vom November 1933 rechtfertigt er seine abstruse, haltlos gewordene Position mit den Worten: „Primitiv sein heißt aus innerem Drang und Trieb dort stehen, wo die Dinge anfangen, primitiv (zu) sein, getrieben (zu) sein von inneren Kräften" (zit. nach Safranski, S. 272).

Die inneren Kräfte, von denen Heidegger getrieben ist, sind längst nicht mehr seine eigenen. Er hat den Kontakt zu seinem privaten Selbst vollkommen verloren. Nur so ist es zu erklären, daß er selbst nachträglich seine Verstrickung in den Nationalsozialismus nicht als persönliche Schuld zurücknimmt, sondern als ein überpersönliches Schicksal verteidigt.[11] Er nennt es später zwar ein „Versehen", wird aber „dieses ‚Versehen' auch wieder in eine philosophische Geschichte verwandeln, worin er sich selbst eine grandiose Rolle vorbehält: es war das Sein selbst, das sich in ihm und durch ihn geirrt hatte. Er hat den Kreuzstab der ‚Irrnis des Seins' getragen" (Safranski, S. 277). Insofern ist es auch nicht ganz richtig zu sagen, Heidegger habe sich den Nationalsozialisten „angeschlossen". Vielmehr wollte er sie überbieten. Dem Blut-und-Boden-Heroismus seines Kollegen Ernst Krieck, der mit Rosenberg und Baeumler um die Rolle des führenden Philosophen der Bewegung konkurrierte, hielt er entgegen, dies sei nur „innerste Erweckung", der eine „zweite und tiefere Erweckung" folgen müsse (zit. nach Safranski, S. 278). Der selbsternannte „Stoßtruppführer" (Safranski, S. 287) der Metaphysik preist das „völlig ungedeckte Ausgesetztsein in das Verborgene und Ungewisse", womit er zweifellos sich selbst meint und seine „Kraft zum Alleingehenkönnen" (nach Safranski, S. 287).

Allein und einzig steht er da, als er vor der Heidelberger NS-Studentenschaft eine Hetzrede gegen den noch nicht gleichgeschalteten Rektor Willy Andreas hält. Auch äußerlich setzt er sich wiederum provokant ab: „Die Professoren waren in Amtstracht zu dieser Rede erschienen, die in großer Aufmachung in der Presse angekündigt worden war. Heidegger aber trat bündisch-jugendbewegt auf, in kurzen Hosen und mit Schillerkragen" (Safranski, S. 293). Daß man ihn ob dieser Aufmachung und seines ungestümen Auftretens auch bespöttelte, wurde ihm nicht mehr bewußt. „Die Mehrzahl der Professoren in Freiburg hielt den Rektor für einen wild gewordenen, radikalen Phantasten. Bisweilen fand man ihn auch komisch und erzählte sich die Geschichte, wie einige Studenten unter der Leitung des bereits erwähnten Philosophiedozenten und ehemaligen Korvettenkapitäns Stieler in der Lehmgrube einer Ziegelei mit Gewehrattrappen aus Holz exerzierten, und wie dann Heidegger im Wagen vorgefahren und herausgesprungen sei. Der baumlange Stieler – er maß 2,02 Meter – habe sich vor dem kleinwüchsigen Heidegger aufgebaut und militärisch korrekt Meldung erstattet, und Heidegger, der den Kriegsdienst nur bei der Postzensur und einem Wetterbataillon geleistet hatte, habe militärisch ebenfalls korrekt wie ein Kommandeur die Meldung salutierend entgegengenommen. Von solcher Art waren Heideggers Kampfszenen" (Safranski, S. 312).

Gegner in den Kreisen der führenden NS-Wissenschaftler machte er sich also nicht durch seine moderateren Meinungen, wie Heidegger es nachträglich darstellte, sondern durch seinen offensichtlich pathologischen Übereifer, der die Bewegung in den Augen der Nazi-Ideologen zu diskreditieren drohte. Vor diesem Hintergrund ist das berüchtigte Gutachten von Erich Jaensch eben doch mehr als nur ein Pamphlet. Es will die Nazi-Oberen darauf aufmerksam machen, daß

---

11 Genauso wie es Jung getan hat hinsichtlich aller politischen wie persönlichen Vergehen, die ihm die Öffentlichkeit vorwarf.

Heidegger ein „gefährlicher Schizophrener" sei, der „Banalitäten mit dem Schein
von Bedeutsamkeiten" zu umgeben verstünde (zit. nach Safranski, S. 313) – was
im Hinblick auf die erwähnten Bekenntnisse Heideggers zur Primitivität und
Dunkelheit kaum als Übertreibung angesehen werden kann.

Hier einige Auszüge aus dem Gutachten von Jaensch: „Ein Widerspruch gegen
die gesunde Vernunft würde es sein, wenn auf die für das Geistesleben der nächsten Zukunft vielleicht wichtigste Stelle einer der größten Wirrköpfe und ausge-
fallensten Eigenbrötler berufen würde, die wir im Hochschulleben haben… Zum
obersten Erzieher unseres akademischen Nachwuchses einen Mann zu ernennen,
dessen ebenso eigenbrötlerisches wie unklares, schizoformes, teilweise schon
schizophrenes Denken (offenkundig ist), wird unter den Studenten … erzieherisch
einen verheerenden Einfluß (ausüben) (Gutachten – Dozentenakademie, 1934,
nach Safranksi, S. 326 f.).

„Die Denkprodukte Heideggers oder vom Heideggertypus – wie man besser
sagt, weil die Seuche ihrer Nachahmung schon beginnt – sind aber nicht nur überhaupt Rabulistik gewöhnlicher Art, wie wir sie in der verklungenen Sprache reich-
lich kennengelernt haben, sondern eine Rabulistik, die sich bis ins geistig krankhafte übersteigert, so daß man sich jeden Augenblick fragt, was hier eben noch im
normalen Sinne verschraubt und abwegig und was schon schizophrenes Gefasel
ist. Da diese Denkart dann selbstverständlich von behenden Schreibfedern und ge-
schäftstüchtigen Verlegern konjunkturgemäß ausgebeutet und propagiert wird –
womit seit den Berufungen Heideggers nach Berlin und nach München schon
begonnen ist –, so werden wir im Hochschulleben eine förmliche geistige Seuche,
eine Art Massenpsychose bekommen" (nach Ott, S. 244).

So sehr diese Sätze die Absicht verraten, Heideggers Anbiederung an den
Nationalsozialismus zu pathologisieren, vermuten sie doch nicht zu Unrecht hinter der ideologischen Nähe zur „Bewegung" persönliche Motive. Gerade sie aber
muß er verbergen. Deshalb ist es ihm unmöglich, eine klare Abgrenzung von den
Nazis auszusprechen. Was ihn letztlich auf Distanz gehen läßt, ist nicht Einsicht
in die eigene Verstiegenheit, sondern die kränkende Erfahrung, daß er von den
Nazis nicht ernstgenommen wird. Walter Gross etwa, der Leiter des rassenpoli-
tischen Amtes der NSDAP, spricht in bezug auf das Beispiel Heidegger von den
„peinlichen Bemühungen" mancher Ordinarien, „Nationalsozialismus zu spielen"
(nach Safranski, S. 314).

Das Rektorat 1933/34, in dem Heidegger sich noch einmal mit aller Uner-
bittlichkeit zum Führer und „echten Nazi" aufspielte, der es sich zur Aufgabe
machte, „Opportunisten aufzuspüren" (Safranski, S. 320) endet, als er den auf
seinen harten Kurs – mit Wehrsportübungen und Arbeitsdiensteinsätzen – einge-
schworenen Kandidaten für das Dekanat der juristischen Fakultät, Erik Wolf, nicht
durchsetzen kann, weil das dem Kultusministerium „zu weit geht" (Safranski,
S. 317). Wie schon im Jesuiten-Noviziat, so muß Heidegger auch hier hinnehmen,
daß man ihm die innere Motivation nicht glaubt. Er wird gezwungen, sich ein
anderes Auditorium zu suchen, was ihn vom tagespolitischen Aktionismus zurück
in die Geistesgeschichte führt.

Doch wie sollte er hier weitermachen? Wo sollte er anknüpfen, nachdem er
sich mit seinem philosophischen „Salto mortale in die Primitivität" eigentlich
schon aus dem akademischen Feld herausgeschleudert hatte? Auch philosophisch

hatte Heidegger sich verstiegen – etwa zu dem Satz in der vierten Auflage von „Was ist Metaphysik?" daß „das Sein wohl west ohne das Seiende" (nach Safranski, S. 382). „Diese Verstiegenheit", schreibt Safranski, „wird er in der Ausgabe des Textes von 1949 wieder zurücknehmen; dann wird aus dem ‚wohl' ein ‚nie', und nun lautet der vom Höhenschwindel freie Satz, daß „das Sein nie west ohne das Seiende" (Safranski, S. 382 f.).

Um diese Versuche einer Zurücknahme der Verstiegenheit besser zu verstehen, sei hier Ludwig Binswangers Beschreibung des Symptoms in Erinnerung gerufen. Binswanger bezeichnet als Verstiegenheit die Tatsache, „daß das Dasein sich auf einen Weltentwurf festlegt, sich in einer Weise der Existenz festgefahren hat, von der es keinen Rückweg mehr gibt. Denn jeder Rückweg bedeutet hier die Gefahr des Absturzes in das Nichts. Ganz anders verhält es sich in der Psychopathologie. Auch sie bezeichnet eine solche Idealbildung als verstiegen, als abwegig, als lebensfremd, ja absurd. Sie spricht damit aber ein biologisches Werturteil aus. Das Recht hierzu entnimmt sie der Tatsache, daß Verstiegenheit, Lebens- oder Weltfremdheit, Absurdität usw. Verhaltensweisen sind, die bei gewissen Formen psychopathischer Konstitution oder bei Schizophrenie vorkommen. Die Bezeichnung ‚verstiegen' dient hier also – ganz abgesehen von ihrem moralisch-pejorativen Beigeschmack – zur Feststellung eines Symptoms einer abnormen seelischen Konstitution oder einer Geisteskrankheit. In dieser Feststellung ist das Symptom aber auch schon auf seine Ursache zurückgeführt und erklärt. Die Daseinsanalyse fragt aber weder nach Konstitution und Krankheit noch nach ursächlicher Erklärung, vielmehr fragt sie, wie eine solche verstiegene Idealbildung aus dem In-der-Welt-Sein und Über-die-Welt-hinaus-Sein zu verstehen und zu interpretieren ist. Wenn sie daher auf die Existenz als eine verschlossene zurückgreift, so heißt das, daß sie die verstiegene Idealbildung versteht aus einem In-der-Welt-Sein, das weder von liebender noch von existenzieller Kommunikation weiß, also nicht offen ist noch auch sich in seinem ganzen Sein-Können auf Welt zu entwerfen weiß, also auch nicht weltoffen ist" (Binswanger, S. 272).

Heideggers Ablehnung des Rufes nach Berlin, die er 1933 in einem Rundfunkvortrag unter dem Titel „Warum bleiben wir in der Provinz?" begründete (vgl. Ott, S. 193 ff.), gehört ebenso in den von Binswanger charakterisierten Zusammenhang wie die von Jaspers diagnostizierte „Kommunikationslosigkeit" seines Denkens (Gutachten Jaspers vom 22. 12. 1945, zit. nach Ott, S. 316).

Der Versuch eines Rückzugs aus der Verstiegenheit beginnt mit Heideggers berühmten Hölderlin-Vorlesungen. Aber kann man ihn einen Rückweg nennen? Diese Frage drängt sich nicht nur deshalb auf, weil Heidegger in seinem äußeren Verhalten nicht erkennen läßt, die eigene Verstrickung in den Nationalsozialismus als schuldhaft einzusehen oder gar zu bereuen: Bei einem Italienaufenthalt 1936 trägt er, wie sein jüdischer Schüler aus der Marburger Zeit Karl Löwith berichtet, „demonstrativ und bekennerisch", ohne jede Verpflichtung, das Parteiabzeichen – und „es war ihm offenbar nicht in den Sinn gekommen, daß das Hakenkreuz nicht am Platze war, wenn er mit mir einen Tag verbrachte". Löwith vertritt in dem Gespräch mit seinem Lehrer die These, dessen Parteinahme für den Nationalsozialismus liege im Wesen seiner Philosophie. „Heidegger stimmte mir ohne Vorbehalt zu und führte mir aus, daß sein Begriff von der ‚Geschichtlichkeit' die Grundlage für seinen politischen ‚Einsatz' sei. Er ließ auch keinen Zweifel an seinem Glauben an Hitler; nur zwei Dinge habe er unterschätzt: die Lebenskraft der christlichen Kirchen und die Hindernisse für den Anschluß von Österreich. Er war nach wie vor überzeugt, daß der Nationalsozialismus der für Deutschland vorgezeichnete Weg sei; man müsse nur lange genug ,durchhalten'" (Löwith, zit. nach Ott, S. 132). Heidegger revidiert nicht, sondern er überbietet Hitler in der richtigen Auslegung des Nationalsozialismus.

Die mangelnde Verankerung im privaten Selbst mußte zu dieser Verstiegenheit führen. Sie brachte ihm eine relative Stabilität, solange er Größeres und Größere vor sich hatte: die Jesuitenlaufbahn, den katholischen Lehrstuhl, den Lehrer Husserl und schließlich Hitler. Alle diese Stationen mußte er überwinden, und das gab ihm einen gewissen Richtungssinn. Nun aber, da er auf einem Hochplateau angekommen war, auf dem ihm selbst der „Führer" nichts mehr vormachen konnte (und wollte), ist er orientierungslos geworden.

Und das teilt sich auch in seinen Hölderlin-Vorlesungen mit. Sie sind noch dunkler als alles, was er zuvor von sich gab. Ihre Sprache verfolgt nicht einen Rückweg aus der Verstiegenheit, sondern überbietet sich ein weiteres Mal: „Aus dem Scheitern des Rektorats", schreibt Safranski, „macht Heidegger das Beste: Er schreibt sich in seine Seinsgeschichte ein als Herold, der zu früh gekommen ist und deshalb in die Gefahr gerät, von seiner Zeit zerrieben und verworfen zu werden. Ein Bruder Hölderlins" (Safranski, S. 338). „Denn es will ihm scheinen, daß es auch ihm so ergangen ist wie Hölderlin. Auch er hat sich geöffnet für die ,Gewitter Gottes', auch in ihn ist der Blitz des Seyns eingeschlagen, auch er hat sich abzuplagen mit der Not der Notlosigkeit des Volkes, auch er hat ein Werk gestiftet, das noch nicht recht angenommen worden ist... Noch einmal also feiert Heidegger den großen Aufbruch. Wenn das die weltgeschichtliche Stunde Hölderlins ist, wie sollte das nicht auch die Stunde Heideggers sein! ... Seine Aufgabe ist es, dem Aufbruch zu dienen durch eine andere Metaphysik, d.h. eine neue Grunderfahrung des Seyns" (Safranski, S. 335).

Die Dunkelheit der Sprache hat dabei die Funktion, die neuerliche Selbstüberbietung zu verschleiern, die Spuren der Verstiegenheit unkenntlich zu machen. Damit läßt sie das dritte der Binswangerschen Kriterien hervortreten: die Manieriertheit.

Manieriertheit – Im Dickicht der Sprache

Hölderlin, sagt Heidegger, sei einer der größten, und zwar der „zukünftigste" deutsche Denker, „weil er unser größter Dichter ist", mit seiner Dichtung „dichterischer als das glatteste Versgehüpfe und Reimgeklingel eines Goetheschen Liedes oder eines anderen Singsangs" (GA, Bd. 39,6 und 16; zit. nach Schwan 1989). In geheimnisvollem Raunen umkreist Heidegger den schizophrenen Dichter, in dem er sich selbst wiedererkennt (vgl. Safranski, S. 335). Und das „Sein", das er nun „Seyn" schreibt (vgl. Safranski, S. 333 und 354), wird für die Studenten vollends unergründlich; – einen soll er auf dessen Frage, „Herr Professor, was ist denn nun das Sein", aus dem Seminar geworfen haben. Seine Formel vom „Gebirg des Seyns" (nach Safranski, S. 363) erhält die Doppelbedeutung von „Übertreffung" und Unverständlichkeit – so wie sein Ausdruck für das Charakteristische des Lebens zwischen Konkretismus und Unklarheit schillert: Er nennt es „Diesigkeit" (GA 61, 88; nach Safranksi, S. 140).

In den 1935–38 entstehenden „Beiträgen zur Philosophie" versetzt sich Heidegger nach dem Urteil Safranskis – „mit einem Delirium von Begriffen und einer Litanei von Sätzen in den ‚anderen Zustand'" (Safranski, S. 358) – den Zustand der Ekstase, der Entrückung eines Philosophierens, dem das Dasein zur Bühne geworden ist (vgl. Safranski, S. 343). Safranski paraphrasiert Heideggers Gründe hierfür folgendermaßen: „Für das griechische Denken ist die Welt eine Szene, wo der Mensch unter seinesgleichen und unter die Dinge tritt, um dort zu handeln und zu sehen und behandelt und gesehen zu werden. Der Ort des Menschen ist ein Platz der Sichtbarkeit im doppelten Sinne: er zeigt sich selbst (und nur wenn er sich zeigt, ist er wirklich, sonst ist er in der Höhle des Privaten, ein ‚Idiot') und er ist das Wesen, dem sich das übrige Seiende zeigen kann. ‚Erscheinung' ist für das griechische Denken kein defizienter Modus des Seins. Sondern Sein ist Erscheinung und nichts anderes. Nur was erscheint, ist. … Der griechische Mensch hat deshalb auch das Theater erfunden, die Bühne der Welt noch einmal. Der Kosmos insgesamt hatte für ihn Bühneneigenschaften" (Safranski, S. 343).

Auf dieser Bühne agiert Heidegger mit einem Manierismus, dessen Zweck darin besteht, auf sich selbst in einer Weise aufmerksam zu machen, die zugleich von ihm ablenkt. „Es fällt auf", schreibt Safranski, „daß Heidegger nicht nur ‚aus' dem Ereignis des Seinsdenkens philosophiert, sondern – fast noch häufiger – ‚über' sich selbst wie über ein seinsgeschichtliches Faktum. Auf seiner imaginären Bühne sieht er sich agieren in der Rolle des Suchers, Wahrers und Wächters. Er rechnet sich zum Kreise derer, die den höchsten Mut zur Einsamkeit mitbringen, um den Adel des Seyns zu denken" (Safranski, S. 362).

Doch, wie George Steiner feststellt, geht es ihm dabei nicht um das Verstandenwerden, sondern im Gegenteil: „Es ist möglich, daß Heideggers ‚Sagen des Seins', wie inbrünstig es auch von Schülern und Anhängern beschworen wird, nichts bedeutet oder sich außerhalb seiner eigenen autistischen Verzückung nicht übersetzen läßt" (Steiner, S. 111). „Ich bin nicht davon überzeugt, daß Martin Heidegger verstanden werden wollte" (Steiner, S. 56).[12]

Steiner kann sich dabei auf Sätze wie etwa diesen beziehen: „Hier wird nicht beschrieben und nicht erklärt; hier ist das Sagen nicht im Gegenüber zu dem zu Sagenden, sondern ist dieses Selbst als die Wesung des Seyns" (zit. nach Safranski, S. 359). Formeln wie die „Innigkeit jener Götterung des Gottes der Götter", die nach Safranski einen „metaphysischen Dadaismus" verkörpern (Safranki, S. 359), sind mehr als das: ein Zeichen seiner Geistesstörung, eine eigene Schöpfung, die Dunkelheit um sich verbreiten soll, sich uneinsehbar machen für Einblicke in die eigene Leere des Privaten.

Die Parallele zu dem von uns oben (Kapitel „Geheimnis versus Unbewußtes") und auch im 1. Band (Matussek 1992) beschriebenen pathologischen Phänomen ist offenkundig. Dort stellten wir fest: „Das Bedürfnis, private Gedanken und Gefühle, das private Selbst zu schützen, kann bei manchen Fällen dazu führen, daß sie sogar eine eigene Sprache entwickeln. Ein Patient suchte auf diese Weise zu verhindern, daß die anderen seine privaten Tagebuchaufzeichnungen und endlosen

---

12 Vgl. hierzu den oben geschilderten Fall des Pjotr Kazimierczak. Auch ihm, den keiner verstand, ging es offenbar primär darum, nicht verstanden zu werden.

Überlegungen verstehen könnten. Daß die zum Schutz vor dem Eindringen in seine persönlichen Gedanken und Gefühle aufgebaute Sprache von ihm fließend und fehlerfrei beherrscht wurde, habe ich in Vorlesungen wiederholt demonstriert. Auf die Frage, warum ein Verstecken des Tagebuchs nicht ausgereicht hätte, antwortete er: ‚Ich wollte alle Schlupflöcher in mein Privatleben verstopfen.‘ Schließlich habe er ja die Alltagssprache von den anderen übernommen und sei über diese so mit ihnen verbunden, daß sie in sein Innerstes dringen könnten.

Der Versuch, alle öffentlichen Verbindungen zu den anderen zu kappen, hat also den Sinn, das eigentliche, das private Selbst abzusichern. Oder um es mit den Worten eines Patienten zu sagen: ‚Ich bin nicht die Attrappe, als die ich in der Öffentlichkeit erscheine. Ich bin etwas anderes. Ich stehe da, tiefer und nicht einsehbar. Das aber muß ich vor der Öffentlichkeit schützen‘“ (Matussek 1992, S. 160).

Wie erwähnt, benutzte Heidegger schon als junger Privatdozent ungewöhnliche Vokabeln wie „Ruinanz, Prästruktion, Larvanz, Reluzenz“. Safranski macht zu Recht darauf aufmerksam, daß man dies nicht als eine „mit absonderlichem Vokabular aufgeputzte Beschreibung einer Trivialität“ verstehen dürfe (S. 142). Denn die sprachliche Manieriertheit hat ihren philosophischen Sinn.

Sie hat aber auch ihren psychologischen Sinn. Darauf spielt Theodor W. Adorno an, wenn er an Heideggers Sprache kritisiert: „Der Jargon (der Eigentlichkeit) veredelt die Geschäftstüchtigkeit zur Auserwähltheit. Der Eigentliche beweist Durchsetzungsvermögen mit Herz, er spielt die ‚Wurlitzerorgel des Geistes‘ (Adorno 1964, S. 18) ... Zur Technik des Jargons gehört, daß seine Worte klingen, ‚wie wenn sie ein Höheres sagten, als was sie bedeuten‘ (S. 11)“ (zit. nach Safranski, S. 471 f.).

Freilich wäre der manieristische „Jargon der Eigentlichkeit“ ohne die Sonderbegabung Heideggers, auf die selbst seine Gegener immer wieder hinwiesen, nicht durchführbar gewesen. Diese Sonderbegabung sichert ihm die Aufmerksamkeit des Publikums, und diese wiederum schützt ihn vor dem Abgleiten in die Psychose, wie wir es am Beispiel von Glenn Gould beschrieben hatten (vgl. Matussek/Matussek 1992, S. 174 ff.).

Zu den Kritikern der Sprache Heideggers gehörte neben Adorno auch Robert Minder, dessen Vorträge und Artikel über die „Sprache von Meßkirch“ mit dazu beitrugen, daß Heidegger gekränkt seinen Austritt aus der Hölderlin-Gesellschaft erklärte (Theodor Pfizer 1977, S. 194). Heidegger reagiert also nicht auf den Kritiker, sondern auf dessen Auditorium, das er für sich reklamierte: Er bestraft das Auditorium, die Öffentlichkeit, indem er sich eine würdigere sucht.

Dieses findet er nun bevorzugt in ausgewählt mondänen Kreisen wie dem „Club von Bremen“ oder dem Sanatorium Bühlerhöhe. Rüdiger Safranksi schildert einen Auftritt Heideggers dort:

„Ein anderes Forum fand Heidegger in dem Kurhaus ‚Bühlerhöhe‘ hoch über Baden-Baden in den Bergen des nördlichen Schwarzwalds gelegen. Der Arzt Gerhard Stroomann hatte das Sanatorium in den frühen zwanziger Jahren in einem Jugendstilgebäude gegründet, wo zuvor ein Spielcasino untergebracht war. Stroomann war ein Arzt von der Art des Hofrat Behrens in Thomas Manns ‚Zauberberg‘. Umtriebig, autoritär, mit Badearzt-Charisma, verordnete er seiner vermögenden, aus ganz Europa angereisten Klientel eine Heilkur, die auf die therapeutische Wirkung der Begegnung mit dem ‚schöpferischen Geist‘ setzte. Da traf es sich gut, daß die Geisteswissenschaffenden nicht nur zu den Eingeladenen, sondern auch zu den Patienten zählten. Ernst Toller, Heinrich Mann, Karl Kerényi kurten hier, und die Einladungen ergingen in den zwanziger und dreißiger Jahren an alles, was geistig Rang und Namen hatte. An diese Tradition konnte Stroomann nach dem Krieg anknüpfen. Er richtete 1949 die Vorträge der sogenannten ‚Mittwochabende' ein, die bis 1957 fortgeführt wurden. Vor wachsenden Auditorien und unter zunehmendem Medieninteresse wurden die sogenannten großen geistigen Fragen der Zeit erörtert. Wissenschaftler, Künstler, Politiker hielten Vorträge und sollten von den Versammelten, die sich als Elite empfinden durften, ins Gespräch gezogen werden. Wenn es in den fünfziger Jahren einen eminenten Ort für den ‚Jargon der Eigentlichkeit' gegeben hat, dann war es die ‚Bühlerhöhe'. Das merkt man nicht zuletzt an den Aufzeichnungen Stroomanns über die Veranstaltungen mit Heidegger: ‚Heidegger hat … viermal auf Bühlerhöhe gesprochen und es entstand jedesmal die völlig exceptionelle Erregung, mit der seine Vorlesung, sein Erscheinen am Vortragspult überstürzt wird, wie bei keinem Gegenwärtigen… Wer aber kann sich der aufbrechenden Wucht seines Denkens und Wissens verschließen, die in jedem Wort neuschöpferisch offenbar wird: daß es noch unentdeckte Quellen gibt.' Die Veranstaltungen mit Heidegger hätten gewirkt ‚wie eine Feier, eine Durchglühung. Das Wort verstummt. Wenn sich aber Diskussion meldet, enthält dies höchste Verantwortung, aber auch letzte Gefahr.' Das Publikum von ‚Bühlerhöhe', das sich da höchster Verantwortung und letzter Gefahr stellte, setzte sich zusammen aus der Rentierprominenz Baden-Badens, aus Industriekapitänen, Bankleuten, Gattinnen, hohen Beamten, Politikern, ausländischen Würdenträgern und einigen wenigen Studenten, die durch ihre bescheidene Kleidung auffielen. Dort also trug Martin Heidegger vor und diskutierte mit dem afghanischen Kulturminister über abstrakte Kunst und die Bedeutung des Wortes ‚einräumen'. Ein andermal geht es um die Dichtung und den Rhythmus. Heidegger erläutert, daß der Rhythmus in Leben und Dichtung das ‚Widerspiel des Woher und Wozu' sei. Ratlosigkeit im Publikum, man verlangt eine Erklärung. Einer ruft barsch dazwischen: ‚Warum immer alles erklären wollen!' Darauf Heidegger: ‚Das ist ein Irrtum – wir wollen hier nicht erklären, sondern klären!' Die Diskussion geht eine Weile hin und her, dann verebbt sie. Nun ertönt der Ruf: ‚Könnte jetzt zur Belebung des Ganzen einmal etwas von einer Dame gesagt werden?' Betretenes Schweigen. Dann rafft sich Stroomanns Chefsekretärin auf. Es gäbe ein indisches Sprichwort, sagt sie, ‚wer das Geheimnis der Schwingung versteht, versteht alles.' Eine andere Dame stimmt zu, der Dichter könne die göttliche Gestalt nicht selber bringen, aber er webe die Schleier, hinter denen sie erahnbar sei. Jetzt wird es im Saal wieder lebhaft, denn die Dame, die solches gesagt hat, ist von beträchtlicher Attraktivität. ‚Können wir überhaupt ohne Kunstwerk existieren?' ruft jemand; ein anderer: ‚Ich kann sehr gut ohne Kunstwerke leben.' Ein dritter: ‚Einfinden und Einschwingen in den Rhythmus', wovon die Rede gewesen sei, das sei doch reiner Dadaismus, da brauche man doch nur noch zu lallen. Heiterer und ärgerlicher Tumult. Dann der nächste Auftritt. Gustaf Gründgens und Elisabeth Flickenschildt erscheinen auf dem Podium und geben einen Sketch zum Thema ‚Der Geist der modernen Bühne'. Heidegger verläßt den Saal, ohne das Ende der Darbietung abzuwarten" (Safranski, S. 451 f.).

Heidegger will nicht verstanden werden, sondern er will die Schlupflöcher in sein Privates stopfen (vgl. Matussek 1992, S. 160). Angemessene Reaktionen sind für ihn solche, wie sie etwa der junge Carl Friedrich von Weizsäcker berichtet: „Da ging der kleine Mann in seiner grünen Tracht durch den ganz überfüllten Hörsaal zum Katheder und begann die Rekapitulation der letzten Stunde, im südschwäbischen Tonfall, Satz für Satz knapp ausformuliert, man hielt den Atem an, und meine Reaktion war: ‚Das ist Philosophie. Ich verstehe kein Wort. Aber das ist Philosophie‘" (Weizsäcker 1977, S. 241).

Letztlich ist die manierierte Sprache Ausdruck der Unfähigkeit zur Scham, wie sie sich durch Heideggers Lebenslauf zieht und die sich nun, nach dem Zusammenbuch des NS-Regimes in der Unfähigkeit zeigt, die eigene Verstiegenheit einzusehen und die eigene Schuld anzuerkennen. „Dieses Leben in Todtnauheim", kommentiert Hannah Arendt, „auf Zivilisation schimpfend und Sein mit einem y schreibend, ist ja doch in Wahrheit nur das Mauseloch, in das er sich zurückgezogen hat, weil er mit Recht annimmt, daß er da nur Menschen zu sehen braucht, die voller Bewunderung anpilgern; es wird ja so leicht nicht einer 1200 Meter steigen, um seine Szene zu machen" (1949, nach Safranski, S. 431; vgl. Ettinger 1995, S. 84 ff.).

Das „Fehlen jeglichen Schuldbewußtseins", das viele empörte (vgl. Safranski, S. 389 f.), läßt Scham nur soweit zu, wie sie darin besteht, „sich geirrt, sich ‚versehen‘ zu haben" (Safranksi, S. 390). Und auch das wird sogleich gerechtfertigt: 1947 formuliert er den Grundsatz: „Wer groß denkt, muß groß irren" („Aus der Erfahrung des Denkens", zit. nach Ott, S. 326). Die persönliche Verantwortung wird in ein Seinsschicksal umgebogen. Georg Picht stellt fest, Heidegger sei von dem „Bewußtsein" erfüllt gewesen, „mit dem Auftrag des Denkens gleichsam geschlagen zu sein". Er habe sich bisweilen „bedroht" gefühlt durch das, „was er selbst zu denken hatte" („Die Macht des Denkens", nach Safranski, S. 365). Selbst im Irrtum hält er an seinen Größenvorstellungen fest. Noch in den 60er Jahren erkundigt er sich, wie uns berichtet wurde, bei der Vorbesprechung zu einer Fernsehsendung bei dem leitenden Redakteur, ob denn das „Führerprinzip" in der Funkanstalt Gültigkeit habe.

Oder war er am Ende doch fähig zur Schuldannahme? Rudolf Bultmann erzählt, wie er freudig überrascht war, als Heidegger telefonisch einen Besuch ankündigte und als Motiv angab: „Ich möchte Dich um Entschuldigung bitten." Bei dem Besuch hat Bultmann zunächst den Eindruck: „Nichts stand mehr zwischen uns. Und da, beim Abschied, kam ich noch einmal auf das zurück, was er mir am Telefon gesagt hatte: ‚Nun mußt Du‘, sagte ich zu ihm, ‚wie Augustin Retractiones schreiben … nicht zuletzt der Wahrheit Deines Denkens zuliebe.‘ Heideggers Gesicht wurde zu einer steinernen Maske. Er ging, ohne noch etwas dazu zu sagen … Man muß das doch wohl psychologisch erklären." (Bultmann, zit. nach Fischer-Barnicol 1977, S. 95 f.) Auch wenn Hugo Ott dies bestreitet, indem er auf die innere Konsequenz in Heideggers Philosophie verweist (vgl. Ott, S. 164), so ist doch auch diese innere Konsequenz, wie wir gesehen haben, vom Leben nicht abzutrennen. Die psychologische Erklärung kann nur heißen, daß er sich verstiegen und sich den Abstieg verbaut hat.

Ott selbst stellt diesbezüglich fest: „Heidegger hatte längst jede Bodenberührung verloren, wenn er solche überhaupt besaß" (Ott, S. 153). Das ist die treffende Formulierung für die von uns so genannte Verstiegenheit. Er hat zwar sehr viel studiert und kombiniert, sich mit Philosophie so gründlich auseinandergesetzt wie kaum ein anderer Philosoph seiner Zeit, doch die Höhe seiner Gedanken, in die er hinaufsteigt, geht einher mit einer mangelnden Bodenhaftung.

Diese ist als Abwehr von Scham aufzufassen. Denn das Schamgefühl ist nach Kruse (1991) ein „inneres, extrem aversives Signal…, das sensibel auf die Übertretung von Distanzgrenzen bzw. die Preisgabe von Intimem reagiert. Schamgefühl bewirkt, daß definierte Ereignisse oder Persönlichkeitsbereiche als ‚persönlich' oder ‚intim' definiert werden und sanktioniert deren Offenbarwerden mit einem unangenehmen inneren Signal, eben dem Gefühl der Scham oder Peinlichkeit. Schamgefühl ‚schützt' dadurch unsere Privatheit…", es produziert aber auch diese Art von Privatheit" (zit. nach Matussek 1992, S. 122).

Heidegger hat Schwierigkeiten mit seinem Schamgefühl, denn Scham ist die „klassisch" soziale Emotion. Ohne Bezug auf die anderen ist sie nicht zu verstehen. Wenn jemand sich aufgrund seines Lebensganges versteigt – das heißt von seiner Warte aus gesehen immer höher als die anderen steigt –, hat er es schwer, auf den gemeinsamen Boden zurückzukehren. Und trotz der Negativität des Gefühls in bezug auf eine bestimmte Haltung ist das Band mit den anderen gefestigt. Die Schamreaktion besagt nämlich: Ich habe mich zwar anders verhalten, als es in der Gesellschaft üblich ist, aber ich erkenne doch meinen Fehler als Verstoß gegen die Regeln der Gesellschaft an. Das konnte Heidegger nicht. Er wollte und mußte über den anderen stehen. Aus dieser Position ist eine Scham fast unmöglich. Sie einzugestehen erfordert eine Ehrlichkeit, die nur ein beziehungsfähiger Mensch sich leisten kann. Zu diesen gehört Heidegger nicht. Er akzeptierte nicht die Regeln der Gemeinschaft, sie waren dem Mann der Eigentlichkeit fremd, der die anderen als die uneigentlichen Daseinsflüchtigen ansah.

Da ihm nun vorübergehend das Auditorium nicht die Aufmerksamkeit zuwendet, die er für die eigene Stabilität benötigt, kommt es zum Zusammenbruch im Frühjahr 1946 (vgl. Safranski, S. 405). Heideggers eigene Berichte darüber sind – wie immer, wenn es um psychologische Fragen geht – „vage", wie Safranski schreibt (S. 406): Er bringt den Zusammenbruch mit einem angeblichen „Inquisitionsverhör" in Verbindung. Doch dieses war in Wahrheit eine eher wohlgesonnene Anhörung. Dennoch fühlte er sich, wie Hugo Ott bemerkt, „verkannt, verfolgt, verfemt – und dies alles in seinen Augen zu Unrecht… Für Heidegger war dies eine fremdbestimmte Verfügung… Heidegger konnte und wollte seine Einordnung in das Heer tausender kleiner Beamter, die wegen ihrer politischen Vergangenheit auf die Straße gesetzt waren und nicht wußten, wie es weitergehen sollte, nicht hinnehmen – nicht wie der Volksschullehrer aus der Nachbarschaft behandelt sein…" (Ott, S. 326).

Was Heidegger mehr gekränkt haben dürfte als der Vorwurf der Nähe zum Nationalsozialismus, sind denn auch wohl eher Bemerkungen wie diese: „Die Fakultät überschätze bei weitem den geistigen Rang Heideggers, der wohl eher ein Modephilosoph sei oder gar ein Scharlatan" (Aus den Protokollen der Senatssitzungen vom 4. und 8. Mai 1949, in denen das Lehrverbot erörtert wurde, zit. nach Ott, S. 337).

Beringer, der Dekan der Medizinischen Fakultät, habe ihn daraufhin zu Victor Freiherr von Gebsattel nach Badenweiler gebracht. Heideggers Bericht betont, daß er bei diesem nicht psychotherapeutisch behandelt worden sei: „Er stieg erstmal mit mir durch den verschneiten Winterwald auf den Blauen. Sonst tat er nichts." Das verwundert um so mehr, als Heidegger angibt: „nach drei Wochen kehrte ich gesund zurück" (zit. nach Safranski, S. 406).

Beringer, der auch Ordinarius für Psychiatrie in Freiburg war, hatte doch offenbar in dem Zusammenbruch etwas gesehen, das einer psychiatrischen Betreuung bedurfte, wie unvollkommen die damaligen Möglichkeiten der Psychiatrie auch waren. Gebsattel war in der damaligen Psychiatrie der Mann, der seine Hilfe hauptsächlich in einer differenzierten Psychotherapie sah. Er war Philosoph, insbesondere auch ein Verehrer der Heideggerschen Philosophie, so daß es auch von dieser Seite aus keine großen Probleme in einer Therapie gegeben hätte. Man kann mit Sicherheit annehmen – Krankengeschichten existieren leider nicht –, daß Gebsattel versucht hatte, Heideggers innere Verstrickungen, die zu leichten Wahnsymptomen führten, allmählich zu klären. Heidegger aber verschloß sich derartigen Bemühungen. Jedem psychologischen Eindringen in seine Person widersetzte er sich. Er blieb verschlossen, wie es seinem Lebensgang und seinen bisherigen psychischen Bewältigungsstrategien entsprach, so wie er schon 1930 in seinem Vortrag „Vom Wesen der Wahrheit" die These vertreten hatte, daß „geistige Freiheit von der Triebwelt", also das Absehen von der Analyse der Persönlichkeit, die Voraussetzung dafür sei, die Wahrheit zu finden (nach Safranski, S. 37). Ob das praktizierte Absehen von sich selbst nun, nach dem Zusammenbruch, wirklich genügte, um seelisch zu gesunden, wie er angibt, ist mehr als zweifelhaft. Für die Aussage von Ott jedenfalls, Heidegger habe sich bei Freiherr von Gebsattel in „psychosomatischer Behandlung" befunden (Ott, S. 322), gibt es keinen Anhaltspunkt. Ebensowenig dafür, daß Heideggers Zusammenbruch psychotischer Natur gewesen sei. Da Heidegger die Angriffe gegen seine Person als ungerechtfertigt inquisitorisch erlebte, war er in dieser Situation gegen eine Erweiterung seiner paranoiden Einstellung am ehesten gefeit.

Nach dem Klinikaufenthalt findet er überraschenderweise zu einer neuen philosophischen „Kehre", zur „Offenheit" und „Gelassenheit" (Safranski, S. 466f.). Und er interessiert sich für psychologische Fragen, die er auf Seminaren mit Medard Boss bespricht (vgl. Safranski, S. 467 u. Boss, 1977). Sind dies Zeichen einer Öffnung seines Privaten? Nein, denn Heidegger interessiert sich für die Psyche der anderen, nicht seiner eigenen. Ehe er in Verlegenheit gebracht wurde, wollte er lieber die anderen in Verlegenheit bringen. Wie unerträglich es bei diesen Zollikoner Seminaren bisweilen zuging, beschreibt Medard Boss selbst:

„Heidegger: ‚Was ist denn Raum überhaupt?'

Volle zehn Minuten dauerndes, verlegenes Schweigen...

Hörer F.: ‚Solche Fragen haben wir noch nie gehört und wissen darum nicht, worauf es Ihnen ankommt, worauf sie hinaus wollen.'

Heidegger: ‚Ich will nur darauf hinaus, daß Sie die Augen aufmachen... Also wie steht es mit dem, zu dem Sie Zwischenraum zwischen Dr. R. und dem Tisch sagen?'

Siebenminütiges Schweigen...

Heidegger: ‚Muß denn nicht das Raumhafte, was zwischen Dr. R. und dem Tische ist, durchlässig sein, damit der Tisch überhaupt Herrn Dr. R. erscheinen kann?...

Kann man dann aber sagen, das Offene, Freie, das so Gelichtete sei selber Räumliches?'

Hörer A: „Jetzt verstehe ich gar nichts mehr.'

Fünfminütiges Schweigen..." (Boss, S. 36 f.)

„Heidegger hatte in Medard Boss einen Freund gefunden, als Therapeuten nahm er ihn nicht in Anspruch. Doch vertraute er ihm seinen angeblich einzigen, aber häufig wiederkehrenden Traum an. Ihm träumte, er müßte noch einmal die Abiturprüfung ablegen vor den gleichen Leuten wie damals" (Safranski, S. 467). Die Prüfungsangst Heideggers, die sich spätestens bei der Ablehnung durch den Novizenmeister von Tisis als Angst vor der Offenbarung der inneren Leere herausgestellt hatte, ist er bis zur Zeit der Zollikoner Seminare nicht losgeworden. Statt dessen hatte er eine zunehmende Verschrobenheit an den Tag gelegt, sich zum geistigen Führer der nationalsozialistischen Bewegung verstiegen und in sprachlichen Manierismen seine inneren Motive zunehmend verstellt und verschleiert. Wenn es also stimmt, was Medard Boss berichtet, daß es nämlich nach den Begegnungen in Zollikon „endgültig ... mit diesem stereotypen Traum vorbei" gewesen sei, dann kann dies nicht an der philosophischen Begründung gelegen haben, die ihm Heidegger lieferte: daß er „im wachen Denken ‚Sein' im Lichte des ‚Ereignisses' zu erfahren vermochte" (Medard Boss nach Safranski, S. 467). Dies ist gewiß eine schöne Formulierung; als Erlösungsformel, die ein Trauma aufhebt, kann sie nicht überzeugen. Sie mag wohl Trost bieten, aber nur einen trügerischen, den Trost des Indifferentismus. Denn alles Persönliche und Psychologische ist darin getilgt, dasjenige also, was den Grund der Pathologie Heideggers berührt, und der liegt allemal im Fehlen von Glaube, Liebe, Schuldannahme, kurz: eines privaten Selbst.

Das Rätsel Heidegger – Versuch einer Lösung

Die zeitgenössischen und biographischen Bemerkungen über Heidegger, von denen wir einige erwähnten, haben bei aller Unterschiedlichkeit doch eines gemeinsam: eine allgemeine Ratlosigkeit über das „Rätsel Heidegger". Schon die unmittelbaren Reaktionen derer, die ihn erlebt haben, dokumentieren die Schwierigkeit eines Verstehens seiner Persönlichkeitsstruktur. Auch in die Bewunderung mischt sich Verwunderung.

Das Rätsel wird bleiben. Wir sind jedoch der Meinung, daß die drei von uns hervorgehobenen Merkmale der Persönlichkeitsstruktur Heideggers einiges zur Lösung beizutragen vermögen. Denn Verschrobenheit, Verstiegenheit und Maniertheit sind Merkmale einer Fixierung auf das öffentliche Selbst, die wir bereits in Band 1 als tendenziell schizophren gekennzeichnet hatten. Alle drei Merkmale des öffentlichen Selbst sind bei Heidegger stark ausgeprägt. Er konstruiert daraus seine Eigenart und Maske, um seine öffentliche Identität vor den anderen abzusetzen und so sein privates Selbst gegen akute Symptome zu schützen.

Heideggers Schweigen über Fragen der Schuld, der Liebe und des Glaubens signalisiert seine Unfähigkeit, diese Grundelemente des privaten Selbst überhaupt als solche wahrzunehmen. Statt dessen wird ihr Verschweigen philosophisch gerechtfertigt und zu einem entrückten Zustand verklärt. Schon in den „Beiträgen" „können wir", wie Safranski anmerkt, „Heidegger dabei zusehen, wie er sich mit einem Delirium von Begriffen und einer Litanei von Sätzen in den ‚anderen Zustand' versetzt. Die ‚Beiträge' sind ein Laboratorium für die Erfindung einer neuen Rede von Gott. Heidegger stellt mit sich selbst Experimente an, um herauszufinden, ob das geht: eine Religion stiften ohne eine positive Lehre" ... „Die ‚Beiträge' sind ein Rosenkranzgebet. ... Denn was sind die geleierten Sätze anders als Sätze, mit denen nichts mehr gesagt wird und in denen sich selbst das Schweigen ausbreiten kann... Die Leier als Methode des wortreichen Erschweigens" (Safranski, S. 358f.). „Doch genau diesem ehrgeizigen Projekt, die reale Gegenwart des Göttlichen aus dem Denken zu erfahren, hat sich Heidegger in seinen ‚Beiträgen' verschrieben. Da nun aber das Göttliche im Denken keine deutliche Gestalt annehmen will, so muß sich Heidegger mit der knappen Auskunft behelfen: Die Nähe zum letzten Gott ist die Verschweigung. Und er weist, wie Johannes der Täufer, auf einen kommenden Gott hin und bezeichnet sich selbst als einen Vorläufigen. Das Warten auf Godot hat bereits in Heideggers ‚Beiträgen' begonnen" (Safranski, S. 360). „Heideggers berühmtes Schweigen ist auch ein inneres Verschweigen, fast eine Verstocktheit gegen sich selbst" (Safranski, S. 365).

Zwar deutet manches darauf hin, daß er diese Verstocktheit im Alter wieder zu lockern sucht. Besucher stellen verblüfft fest, daß er statt abgehobenen Gesprächen über Philosophie und Literatur solche über Fußball bevorzugt – durchaus kompetent übrigens, denn er war in der Meßkircher Jugendmannschaft ein erfolgreicher Linksaußen (vgl. Safranski, S. 491). Doch selbst auf diesem Themenfeld schlägt seine Struktur doch durch: An Beckenbauer rühmt er dessen „Unverwundbarkeit" (zit. nach Safranski, S. 491). Und selbst die harmlosen Kinderspiele, an die er sich im hohen Alter gerne zurückerinnern läßt, hatten ihre Auffälligkeiten: Safranski berichtet über eine Schilderung des Spielgefährten aus den Kindertagen Heideggers, „daß der kleine Martin einen Säbel gehabt habe, der so lang war, daß er ihn hinter sich herschleppte. Er war nicht aus Blech, sondern aus Stahl. ‚Er war eben der Hauptmann...'" (zit. nach Safranski, S. 495).

Er war der Hauptmann – nicht nur auf den Spielplätzen Meßkirchs, sondern auch auf den Podien der großen Öffentlichkeit. Hier wie dort, suchte er die Sonderrolle, die ihn über die anderen erhob, um die peinliche Einsicht in das Fehlen einer privaten Selbstidentität zu vermeiden. Bei der Beerdigung sprach Heideggers Sohn Verse aus Hölderlins Elegie „Brot und Wein", wo es heißt: „Daß ein Eigenes wir suchen, so weit es auch ist..." (Pfizer, S. 196). Die Suche nach dem Eigenen und Eigentlichen, die philosophisch unvergleichlich ertragreich war, blieb in bezug auf seine eigene Identität ergebnislos. Doch er verstand es immer wieder, ein Publikum mit dieser im Öffentlichen ertragreichen Suche zu beeindrucken, hinter der die erfolglose Suche nach dem Privaten die Triebkraft war.

Eben dies hat ihn vor einer akuten Psychose bewahrt, im Gegensatz zu Jung, der akut psychotische Episoden durchzustehen hatte, wie auch der letzte unserer Fallbeispiele, Axel Springer.[13]

---

13 Man kann im Falle Heideggers in Anlehnung an den Begriff „larvierte Depression" auch von einer „larvierten Schizophrenie" sprechen, würde damit aber nicht dem dynamischen Inhalt der Unspezifität der Begriffe Schizophrenie und Depression entsprechen (s. oben, Kap. A. IV).

Axel Springer

„Dreimal habe ich über ihn eine Titelstory geschrieben", sagt „Spiegel"-Herausgeber Rudolf Augstein, „aber keine ist gedruckt worden, ich habe ihn nie in den Griff bekommen" (nach Jürgs, 1995, S. 119). So wie Rudolf Augstein ist es allen Menschen in Axel Springers Umgebung ergangen. Auch den intimsten Vertrauten blieb er fremd und rätselhaft.

Nach dem Rätsel Heidegger wenden wir uns dem Rätsel Springer zu. Was unterscheidet sie? Es ist der Stärkegrad zweier Faktoren, die scheinbar in einem Widerspruch zueinander stehen: Zum einen sind bei Springer die psychotischen Merkmale deutlicher als bei den zuvor untersuchten Fällen; die Diagnose Schizophrenie ist bei ihm gesichert. Zum anderen konnte er dennoch eine außergewöhnlich erfolgreiche und nach außen hin bruchlose Karriere absolvieren. Wie war das möglich? Warum konnte sich Axel Springer trotz Schizophrenie vom Lehrling in der Druckerei seines Vaters zum Herrn eines milliardenschweren Presseimperiums, mehrfachen Ehrendoktor und Verdienstpreisträger erheben? Unsere These lautet, daß er es nicht trotz, sondern aufgrund seiner Krankheit schaffte. Wir finden in seiner Biographie jene seltene Konstellation, wo die psychotische Übergewichtung des öffentlichen Selbst von der Außenwelt bestätigt und unterstützt wird. Während die normale „Karriere" eines Schizophrenen so verläuft, daß seine Größenvorstellungen in ein zunehmendes Mißverhältnis zur Akzeptanz der Umwelt geraten, war Springer vor diesem Prozeß, der unweigerlich in den Zusammenbruch führt, gefeit. Dank seiner Publizitätsmacht konnte er das Selbst, das er prätendieren wollte, wirkungsvoll präsentieren, so daß die Diskrepanz immer wieder überbrückt wurde. Verantwortlich dafür sind sowohl eigene Begabungen wie auch das Verhalten seiner Umwelt.

Bevor wir auf diesen Punkt näher eingehen, sei zunächst das biographische Material gesichtet. Im Unterschied zu den vorausgegangenen Untersuchungen, die ihre psychodynamisch relevanten Fakten aus verschiedenen Quellen bzw., wie im Fall Heidegger, aus eigenen Recherchen beziehen mußten, können wir uns hier auf eine singuläre Quelle stützen: die Springer-Monographie von Michael Jürgs (1995), auf die sich im folgenden die Seitenangaben beziehen. Ohne auf psychiatrische Sachverhalte näher einzugehen, enthält seine Biographie doch alle Informationen, die für unsere Diagnose wichtig sind. Daß es möglich ist, aus relativ wenigen lebensgeschichtlichen Fakten ein klares Krankheitsbild zu ziehen, ist einer der Vorzüge des Paradigmas vom öffentlich-privaten Doppelcharakter des Selbst.

Der schizophrene Schub

„Eines Nachts beschließt Axel Springer, das Atmen einzustellen, in Ruhe zu sterben und dann wiedergeboren aus dem Jenseits als Prediger auf die Erde zurückzukehren. Das war im Jahre des Herrn 1957, und daß es so einfach nicht klappt,
hält ihn nicht davon ab, fest an seine Bestimmung zu glauben. Der nächtlichen
Todessehnsucht folgt überraschend beim Frühstück... die Verkündigung: Siehe,
hier steht endlich der so oft schon verheißene Erlöser vor euch" (S. 35).

Für Springers Umgebung kam der Erlöserwahn überraschend. Man glaubte
zunächst an eine bloße Marotte. Besucher, die zufällig in diesen Tagen vorbei-
kamen und von ihm zur Begrüßung gesegnet wurden, fragten scherzend: „Axel,
was ist, bist du Jesus?" (S. 38). Das Scherzen verging ihnen, als der Angespro-
chene „nur nickt und überhaupt nicht lacht" (S. 38). Springer spielte nicht nur
den Messias, er wurde eins mit ihm und seiner von Gott gestellten Aufgabe, die
Menschheit zu erlösen. Kleine Alltagsverletzungen werden für ihn zu Dokumen-
ten des ihm auferlegten Martyriums. Als er Blutspuren von offenbar wundge-
laufenen Füßen in seinen Schuhen findet oder die Handflächen vom Koffertragen
gerötet sind, präsentiert er diese „mit verklärtem Seherblick" (S. 40) seiner Umgebung als Stigmata und reagiert erbost, als die zur Anbetung Aufgeforderten versuchen, ihn auf die banalen Ursachen dieser Wundmale anzusprechen.

„Ein Psychiater", vermutet Jürgs zu Recht, „hätte im Sommer 1957 nach
Springers messianischen Visionen von Erlösertum und Wiedergeburt wohl einen
schizophrenen Schub diagnostiziert, eine Art religiöse Wahnvorstellung, wie sie
sich Seelenforscher in so klassischer Erscheinungsform als Fallbeispiel für die
medizinische Ausbildung ihrer Studenten wünschen. Normalerweise hat das
zwecks Beobachtung der Symptome eine vorübergehende Einweisung des Patienten in eine geschlossene Abteilung zur Folge" (S. 37).

Im Falle Springers ist das praktisch unmöglich. Ein Bekanntwerden seines
Zustandes hätte seinem im Aufbau befindlichen Presseimperium einen irrepa-
rablen Schaden zugefügt. Um das Gerede zu vermeiden, wird er vor der Öffentlichkeit abgeschottet, so gut es geht. Auf die vorbildliche Rolle seiner Frau, die im
therapeutischen Sinne instinktiv richtig handelt, kommen wir später zu sprechen.
Zunächst seien die Wahninhalte näher beleuchtet.

In den Wochen und Monaten vor dem scheinbar so plötzlich auftretenden Erlöserwahn widmete sich Springer dem Gebet in seiner Privatkapelle. „Auf einem
schweren Eichentisch lag wie auf einem Altar zwischen zwei Kerzen die aufge-
schlagene Bibel, an den Wänden hingen das Bildnis des Schmerzensmannes von
Lucas Cranach, ein Porträt von Franz von Assisi, eines des frommen Nikolaus von
der Flüe" (S. 38).

Der Schweizer Einsiedler und Nationalheld war schon für C.G. Jung eine
bevorzugte Identifikationsfigur. Folgt man unseren Ausführungen in der obigen
Fallstudie, so nimmt es nicht Wunder, wenn der schizophrene Wahnforscher über
die Visionen des Nikolaus von der Flüe schreibt: „Ich habe medizinisch an Bruder
Klaus überhaupt nichts auszusetzen. Ich betrachte ihn als einen ungewöhnlichen,
aber keineswegs krankhaften Menschen... der wenige Male auf der Bühne der
Welt erschien, daneben aber ein langes Leben in den Ländern der Seele lebte"
(S. 37f.). Als einen ungewöhnlichen, aber keineswegs krankhaften Menschen

empfand sich auch Axel Springer, der sich deshalb gern auf Jungs Aussagen über seinen Wahlheiligen bezog. Er umgibt sich mit dessen Insignien, stellt dessen Statue in sein Büro und zieht sich gleich diesem von der Welt zurück, freilich auf weniger entbehrungsreiche Weise, indem er nun das unterhalb der großen Familienvilla gelegene Haus am Elbhang bewohnte. Gleich seinem mystischen Vorbild wollte er, den persönlichen Tod überwindend, „ewig im Gedächtnis des Volkes" leben (S. 36).

In einem 10 Jahre später geführten Interview mit der „Zeit" bezeichnete Springer die Tage seines schizophrenen Schubs als „Sinn- und Lebenskrise" (S. 38). Den Wahncharakter verschwieg er nicht nur anderen, sondern auch sich selbst gegenüber. Mit gutem Grund: Springer blieb zeit seines Lebens der Erlöser der Menschheit, und zwar auf genau dem Weg, den er bei Nikolaus von der Flüe vorgezeichnet fand. Er las die Schriften des Schweizer Kirchenhistorikers Walter Nigg, um in dessen Aussagen über Flüe unmittelbar sich selbst wiederzuerkennen: „Er war", heißt es bei Nigg, „der größte Freund des Friedens, doch wo es fürs Vaterland zu streiten galt, wollte er nicht, daß die Feinde wegen seiner Untätigkeit unverschämt großtun könnten" (S. 43).

Springer, der sich in den Schweizer Bergen ein Chalet erbauen ließ, dessen architektonische Besonderheit, ein Turm, auf eine Vision seines heiligen Vorbildes zurückgeht, war nicht minder bereit, für das Vaterland zu streiten. Keinen geringeren Feind als den unverschämt großtuenden Chruschtschow suchte er sich für seine Mission aus. Er glaubte allen Ernstes, den Führer der sowjetischen Großmacht persönlich dazu überreden zu können, einer Wiedervereinigung Deutschlands zuzustimmen.

Wenige Monate nach seinem schizophrenen Schub hält er vor den Redakteuren der „Welt" eine Rede, in der er seine größenwahnsinnigen Vorstellungen kundtut: „Erst werden wir die Wiedervereinigung machen, dann werden wir nach Berlin ziehen und mit der „Welt" eine Zeitung machen, wie es sie in Deutschland noch nicht gegeben hat. Und mit dieser Zeitung werden wir ein deutsches Volk machen, wie es das auch noch nicht gegeben hat." „Bei ‚HÖRZU'-Chef Eduard Rhein", berichtet Jürgs, „schaut er kurz in dessen Büro vorbei, um ihn zu informieren, daß er auf dem Weg nach Moskau sei und die Einheit mitbringen werde" (S. 73).

Die Dynamik des Größenwahns nimmt ihren Lauf. Springer skizzierte einen verschrobenen Fünf-Phasen-Plan zur Wiedervereinigung Deutschlands, fuhr damit in den Kreml und legte ihn dem Sowjetführer vor, in der Gewißheit, ihn damit zu überzeugen. Als dieser, wie es natürlich nicht anders zu erwarten war, „nur ein lächerliches Interview voll vorgestanzter Verlautbarungen gibt, vollzieht der tief beleidigte und wütende Verleger noch in Moskau die politische Wende" (S. 76). Vergleichbar abrupte Standortwechsel hatten wir bereits bei Heidegger beobachten können. Da sie das Resultat einer Verstiegenheit sind, führen sie weniger zu einer Revision von Ansichten als zu einer Konversion in nicht weniger verschrobene Ersatzmythen. Bei Heidegger waren es, nachdem er den Naziführer nicht missionieren konnte, die raunenden Hölderlin-Vorlesungen und die fortan religiös verbrämte Anrufung des „Seyns"; bei Springer war es der Glaube an seine persönliche Auserwählung, den Holocaust zu sühnen.

Das Initial hierfür war eine Affäre mit Barbara Taufar, einer Redakteurin der „BILD"-Zeitung. In der ersten Liebesnacht log sie ihm aus einer Laune heraus vor, sie sei Jüdin. Seine schockierte Reaktion auf ihr Scheinbekenntnis hielt sie in ihrem Buch „Die Rose von Jericho" fest: „Er saß wie tot in seinem Sessel. Sein Blick war an meinem Gesicht hängengeblieben, dann löste er sich langsam aus seiner Erstarrung und sank auf seine Knie. ‚Ich habe es gewußt. Du hast so viel von Vorsehung gesprochen. Jetzt ist mir alles klar, warum wir uns getroffen haben. … Du weißt gar nicht, was es mir bedeutet, in dir eine Jüdin getroffen zu haben. Du repräsentierst für mich die sechs Millionen Toten. Ich weiß seit langem, daß ihre Todesschreie wie eine schwarze Wolke des Verhängnisses über Deutschland hängen. … Die Juden sagen, daß die Gerechten die Pfeiler sind, auf denen die Welt steht. Ich will einer der Gerechten sein. Ich muß etwas tun, sonst wird Deutschland zugrunde gehen.' Noch nie", schreibt Taufar, „hatte ich Springer so aufgeregt gesehen. Er sah eine Mission klar vor sich: Er hatte eine Vision und fühlte sich auserwählt" (S. 222).

Daß die Begriffswahl von Barbara Taufar nicht übertrieben ist, daß er also tatsächlich daran glaubte, ein Auserwählter zu sein, der das Menschenunmögliche leisten könnte, die Schuld der Deutschen abzutragen, läßt sich mit zahlreichen seiner Äußerungen belegen. So etwa sagt er in der Grabrede auf seinen Freund Pierre Johannes Pabst: „Nur Heilige sind heute noch imstande, den erkrankten Nationen die gewünschte Rettung zu bringen. Wo sind sie? Kommen sie? Wann kommen sie?" (S. 59). Springer war überzeugt davon, ein solcher Heiliger zu sein, der der erkrankten Nation die gewünschte Rettung zu bringen vermag. In diesem Bewußtsein fuhr er zu seinen Aussöhnungsreisen nach Israel. Bei jeder Landung in Tel Aviv küßte er mit „päpstlicher" Geste den Boden. In Jerusalem kaufte er sich ein Haus, dessen Lage auf einer Anhöhe so gewählt war, daß er von dort auf die Himmelfahrtskirche blicken konnte. Es war eine Aussicht, „die ihm symbolisch scheint und die mit seiner Bestimmung und seiner Sehnsucht zu tun hat" (S. 264). Zweifellos machte Springer sich um die Aussöhnung zwischen Deutschen und Israelis verdient. Er half dem Staat ganz konkret, mit Geld und Waffen. Für ihn selbst aber dürfte entscheidend gewesen sein, daß er, der Auserwählte, das auserwählte Volk mit seinen Gebeten unterstützte. In Israel, schreibt Jürgs, fühlte sich Springer „dem Menschensohn besonders nahe, denn überall im Land trifft er auf Zeugnisse von längst vergangenen Zeiten, als Christus hier lebte. Hier wandert Springer in der Tat auf den Spuren des Messias, hier erlebt er alles unmittelbar, worüber er gelesen hat. Er hat seine Bibel immer dabei und blättert in ihr wie in einem Reiseführer" (S. 267).

Diese wenigen Andeutungen mögen hier genügen, um den modifizierten und in den Alltag integrierten Fortbestand des in jenem Sommer 1957 aufbrechenden Erlösungs- und Größenwahns zu dokumentieren. Wir wollen uns nun der Vorgeschichte von Springers Psychose zuwenden und die Frage nach ihrem Anlaß zu eruieren suchen.

Das graphologische Gutachten

Die bei Axel Springer aufgetretenen Symptome und ihre Anamnese sind niemals psychiatrisch untersucht worden. Die einzige fachliche Beschreibung seiner Persönlichkeitsstruktur finden wir in einer graphologischen Analyse, die Springers

Mutter bei Ellen Issberner am 27. 03. 1940 in Auftrag gegeben hatte. Wir zitieren dieses Gutachten in aller Ausführlichkeit, da es in verblüffend treffender Weise die für Springers Persönlichkeit entscheidenden Merkmale enthält, ohne freilich deren psychotischen Hintergrund aufdecken zu können. Dies soll dann im Anschluß dargelegt werden. Zunächst aber das Gutachten:

„Der Schrifturheber ist in besonders starkem Maße in seiner Lebenshaltung umweltbezogen, d. h., er ist auf die Umwelt angewiesen, nimmt seine Ideen nicht von seinem Inneren, sondern von außen auf, macht sich selbst weitgehend abhängig von der jeweiligen Meinung seiner Mitmenschen und ist bereit, weitgehende Konzessionen zu machen, um sich seiner Umwelt und deren Geschmack anzupassen. Es wird auf Äußerlichkeiten und Nebensächlichkeiten sehr viel Wert gelegt, sonderlich auch in der Kleidung, er braucht zu seinem Wohlbefinden einen gewissen Luxus um sich und einen großzügigen Lebensstil. ... Parallel hiermit geht ein ausgeprägter persönlicher Geltungsdrang, der Schrifturheber wünscht eine besondere Rolle zu spielen, er will geachtet, anerkannt und geschätzt sein, wünscht zu dominieren und behauptet sich nachdrücklich. Er scheint es gewohnt zu sein, einen breiten Raum im Leben einzunehmen, und er ist nicht gewillt, hiervon abzugehen. Vermutlich ist ihm alles im Leben sehr leicht geworden, ihm zugefallen, ohne daß er etwas direkt erarbeiten, erkämpfen mußte, denn nur so ist es zu erklären, daß die verschiedenen Begabungen hier ungenutzt brachliegen... Seine Begabungen hätten ohne Schwierigkeiten für ein akademisches Studium ausgereicht, kaum jedoch seine geringe Konzentrationsfähigkeit. Er ist so ziemlich auf jedem Gebiet orientiert, nirgends tiefgründiges Wissen aufweisend, immer nur soweit, um überall mitreden zu können und sich den Nimbus des alles Wissenden und alles Könnenden zu erhalten. ... er geht lieber mit großen Sprüngen seinen Weg, hier und da verweilend, wo es ihn gerade vorübergehend fesselt, denn auf die Dauer wird ihn nur schwer überhaupt etwas zu fesseln vermögen. Es ermangelt ihm, ... bis jetzt wenigstens, an der erforderlichen seelischen Tiefe. ... er lebt von außen und nach außen und läßt sich von der Welt verwöhnen, in der Überzeugung, das bliebe immer so. In Gesellschaften wird er gewiß außerordentlich beliebt und gern gesehen sein, denn mit seinem persönlichen Charme, seiner, wenn er will, verbindlichen Liebenswürdigkeit und heiteren Unbefangenheit vermag er Fröhlichkeit und Schwung in einem Kreis zu verbreiten, und man wird ihm gern den Gefallen tun, ihn als Mittelpunkt zu bewundern. Jedoch im nahen Umgang wird man mit Verwunderung feststellen, daß er sich in ziemlich rücksichtsloser Form ausleben und seine egoistischen Wünsche und Pläne in den Vordergrund stellen wird, ohne sich dabei um andere sonderlich zu kümmern. Er ist viel zu sehr von der Wichtigkeit seiner individuellen Art und von seiner Persönlichkeit überhaupt überzeugt, als daß er andere daneben gleichwertig anerkennen oder respektieren könnte. Er ist ein Genußmensch, lebenshungrig und erfolgssüchtig, seine Leidenschaften sind eher kurz als tief zu nennen, wie es seinem Abwechslungsbedürfnis entspricht. In seinen Gefühlsaufwallungen ist der Schrifturheber unbeherrscht und läßt sich leicht mehr gehen, als er es eigentlich wollte, er bereut dann rasch und ist auch ebenso rasch wieder versöhnt. ... nur wird es ihm schwerfallen, eine direkt feste Bindung zu ertragen, beruflich oder freundschaftlich... Immerhin hat er viele Möglichkeiten in sich für persönliche Entwicklung, für geistige und berufliche Erfolge, nur möchte man ihm etwas mehr

Besonnenheit und vor allem Konzentration und straffe Willensanspannung wünschen" (S. 83–85).

Psychiatrische Diagnose

Freilich ist ein graphologisches Gutachten keine psychiatrische Diagnose. Und ob die Persönlichkeitsbeschreibung, die Ellen Issberner von Springer gibt, tatsächlich nur auf einer Analyse seiner Handschrift beruht oder auf weiteren Beobachtungen, sei dahingestellt. Daß ihre Beobachtungen aber zutreffen, läßt sich zeigen – und zwar unter Zugrundelegung unseres Paradigmas. Was Issberner darlegt, ist nichts anderes als eine implizite Beschreibung der für Schizophrene typischen Überbetonung des öffentlichen Selbst. Das Gutachten nennt ihn „umweltbezogen" in eben diesem Sinne: Es stellt fest, daß Springer „seine Ideen nicht von seinem Innern, sondern von außen" nimmt, daß er auf „Äußerlichkeiten" übertriebenen Wert legt und „ein ausgeprägter persönlicher Geltungsdrang" ihn dazu treibt, „eine besondere Rolle zu spielen" (S. 83). Im Gegensatz zum Normalen „ermangelt" es ihm, wie es weiter heißt, „an der erforderlichen seelischen Tiefe. ... er lebt von außen und nach außen" (S. 84).

Diesen Narzißmus des öffentlichen Selbst versuchen wir nun anhand biographischer Details aus dem Leben Springers aufzuzeigen. Dabei bedienen wir uns zur Binnendifferenzierung der drei psychodynamischen Erlebnisformen, die wir in Band 1 hervorgehoben haben: Raum, Auditorium und Rolle (Matussek 1992, S. 119–129). Diese zeigen bei Springer einen deutlichen Ausschlag in Richtung auf jene schizophreniespezifischen Charakteristika, die wir insbesondere am Beispiel Heideggers exemplifiziert hatten: Das Raumerleben Springers ist von einer Undurchlässigkeit, die ihn in zunehmende Verstiegenheit führt; sein Verhältnis zum Auditorium ist verschroben und sein Rollenverhalten maniert.

Raum

„Er scheint es gewohnt zu sein, einen breiten Raum im Leben einzunehmen", hieß es im graphologischen Gutachten (S. 84). Damit ist bereits die Art und Weise angedeutet, wie Schizophrene mit ihrem privaten Innenraum umgehen: Intimität wird nicht als solche empfunden und gelebt, sondern als Selbstinszenierung für die Öffentlichkeit zum Weltmaßstab erweitert. Schon früh, berichtet Jürgs, übte er die „Attitüde, in nur ihm erkennbare Ferne zu blicken und Abstand zum Volk auf dem Schulhof zu wahren" (S. 15).

An seinem inhaltlich unbestimmten Gefühl, „zu Höherem berufen" zu sein (S. 12), hat die Mutter keinen unwesentlichen Anteil. Ihre schwärmerische Bewunderung für den vielseitig begabten, aber keines seiner Talente recht entwickelnden Sohn nährt seinen Drang, überall der erste und einzige zu sein, gleich, ob es sich nun um die Extravaganz der Kleidung, seine Versuche in der Gesangskunst oder das Verlegen von Zeitungen handelt. Wenn er sich später am Telefon gelegentlich mit dem Satz meldete, „Hier spricht der König selbst" (S. 20), so liegen die Wurzeln für dieses absolutistische Gehabe wie bei vielen Schizophrenen in der überprotektiven Fürsorge der „Königsmutter" (S. 32). Ihre devote Bewunderung für den Sohn ist es auch, die seine spezifische Form der Glaubensausübung vorprägt. Diese war demonstrativ und exklusiv: „Er ehrte Gott über sich, duldete aber keine Götter neben sich" (S. 15).

Das Raumerleben ist ein zuverlässiges Indiz für die Bestimmung des Verhältnisses privater und öffentlicher Selbstanteile. Daß die letzteren bei Springer nahezu ausschließlich überwogen, zeigt sich an entsprechenden Vorlieben und Abneigungen. So war es ihm stets eine Lust, „in großen Räumen monologisierend herumzugehen" (S. 31); umgekehrt fürchtete er es, wenn ihm jemand zu nahe kam. So berichtet sein Neffe: „Onkel Axel wünschte keine Nähe und erduldete keine Nähe" (S. 120). Dies ist ein Effekt der Abspaltung privater Selbstanteile mit all ihren Verunsicherungen durch das Eingeständnis von Schwäche, Schuld oder Liebesbedürftigkeit. Axel Springer kann das Gefühl seiner Individualität nur dadurch erleben, daß er sein öffentliches Selbst auf eine Spitze treibt, die ihm Einzigartigkeit garantiert. „Wenn er sich Grövaz nannte, den größten Verleger aller Zeiten, und damit auf Hitler anspielte, größter Feldherr aller Zeiten, Gröfaz, hielt er das für komisch. Allerdings glaubte er wirklich, daß er der größte Verleger war, daß es zumindest in Deutschland keinen bedeutenderen gab und man ihn entsprechend zu würdigen hatte. Einer Haushälterin, die ihm scherzend rät, doch Bundespräsident zu werden, er mache doch eine so blendende Figur, antwortete er höchst geschmeichelt, zutrauen würde er es sich schon. Aber niemals wirklich machen. In einem solchen Amt müsse man sich mitunter was sagen lassen, sich nach bestimmten Regeln richten. Und er läßt sich nichts sagen, er doch nicht, Axel Springer. Allenfalls von Gott … Immer schon habe er sich wie ein König gefühlt und sei immer schon so aufgetreten, erinnert sich Irmgard Bibernell…" (S. 116–117).

Ein schizophrener König muß nicht nur Gegner, sondern und vor allem auch Partner als Einengung des absolutistischen Raumerlebens empfinden. „Die Größe", sagt Springer, „hat mich auch dazu gebracht, mir immer wieder den Kopf darüber zu zerbrechen, ob ich richtiger handelte, wenn ich andere Partner an dem Unternehmen beteiligen würde. Immer wieder bin ich bei solchen Überlegungen allerdings zu der Erkenntnis gekommen, daß jede Partnerschaft Einengung der unternehmerischen und dabei besonders der verlegerischen Möglichkeiten bedeuten würde. Deshalb klipp und klar: Ich bleibe der alleinige Inhaber" (S. 388 f.).

Paranoide Tendenzen sind die unausbleibliche Folge dieser Verstiegenheit. Jede persönliche oder statusmäßige Annäherung an seine einsam überhöhte Position über den anderen mußte er als Angriff erleben, der ihm seine Einzigartigkeit und damit sein ausschließlich vom öffentlichen Selbst bestimmte Identität zu rauben drohte. „Springer war die Sonne, um die alles zu kreisen hatte, und er reagierte höchst ungnädig, wenn jemand ein bißchen Glanz wegnahm, wenn außer ihm andere gelobt wurden, bevor er sie zum Lob freigegeben hatte. … Leute, die ihm zu mächtig wurden, entfernte er aus seiner Nähe oder ließ sie entfernen. Wer ihm zu stark wurde neben ihm, den wollte er loswerden, und da scheute er vor keiner Gemeinheit zurück, Rufmord war nicht nur sein politisches Geschäft. Seine Herren, die ihm beflissen nacheiferten – ohne je seinen Stil zu erreichen, was zum Beispiel die Behandlung von Frauen betraf –, sorgten dafür, daß die Knochen gebrochen, aber das Schweigen teuer bezahlt wurde. Geld hatte man ja, und falls es sie selbst mal erwischen sollte, kannten sie schon die Tarife. Wußten, daß man sich abzufinden hatte, abgefunden zu werden. Das Grundübel war wohl, meint Peter Boenisch, daß er neben sich keinen dulden wollte, der gut war oder gar so gut wie er..." (S. 130f.).

Die Angst vor der Bedrohung des schizophrenen Raumerlebens, das keine Einschränkung oder Relativierung dulden kann, weil es keine private Rückzugsmöglichkeit kennt, führt geradezu zwangsläufig zu jenem Messiaserlebnis vom Sommer 1957. Springer hatte hier bereits viel erreicht. Die Konkurrenz auf dem Zeitungsmarkt war erfolgreich bekämpft, „BILD am Sonntag" erschien seit einem Jahr, „BILD" und „HÖRZU" erreichten inzwischen eine Auflage von drei Millionen. Da sich also die Beweise der eigenen Einzigartigkeit nur noch quantitativ steigern ließen, mußte eine neue Qualität ins Spiel kommen. Dies gehört zur Dynamik der Verstiegenheit. Springers schizophrener Schub beschert ihm die neue Qualität in einem von außen nicht einsehbaren, von anderen nicht erreichbaren Gebiet: dem der religiösen Offenbarung. Er ist der Messias, der Erlöser, ein Heiliger. Ähnlich wie bei Heidegger wäre es ein Fehler, hierin ideologische Motive zu suchen. Springer, schreibt Jürgs zu Recht, „schlägt zwar in den folgenden Jahren als eine Art Cheftheologe göttlicher Ordnungsprinzipien gnadenlos auf seine bundesdeutschen Gegner ein, verteufelt alles, was nicht seinem nationalkonservativen ... Weltbild entspricht, also Sozialdemokraten, linke Liberale, Dichter, Gewerkschafter, Studenten etc. Aber er ist kein Anhänger irgendeiner Ideologie, denn die Idee hinter dem Ganzen ist er selbst, er ist Philosoph und Plattmacher in einer Person. Er entfernt sich dabei von der Realität, ein Wort, das er eh haßt, wie er gern bekennt" (S. 231).

Im realen Leben hat er seine Möglichkeiten ausgeschöpft. Der Verstiegene muß neue Räume auftun, in die er expandieren, die Absolutheit seines öffentlichen Selbst ausdehnen kann. Und dies ist das Betätigungsfeld des Heilsbringers und Erlösers, der andere mit seiner Gnade beschenkt: „Die Rolle des Königs hat er im Laufe der Jahre so oft gegeben, daß er sie irgendwann nicht mehr spielen muß. Springer ist der König. Er legt manchen, denen er Nähe suggerieren will, beim Gespräch beide Hände auf die Schultern, was allen anderen zeigt, der Herrscher hat gerade wieder einen geadelt. Ist allerdings geradezu empört, wenn umgekehrt mal einer ihm die Hand auf die Schulter legt oder zu nahe rückt. Wie nah man ihm kommen darf, bestimmt nur er" (S. 108). Diesen Umgang mit Distanz und Nähe konnten wir bereits bei Glenn Gould beobachten, der einen Techniker von Steinway mit einer Schadensersatzklage überzog, weil der ihn mit freundlichem Schulterklopfen begrüßte (Matussek/Matussek 1992, S. 177). Wie bei ihm, so müssen wir auch bei Springer berücksichtigen, daß die äußerlich scheinbar harmlose Annäherung für den Schizophrenen einer unerträglichen Angriffs auf den so ängstlich gehüteten Gefühlspanzer gleichkommt. Außenwahrnehmung und Selbstwahrnehmung klaffen hier extrem weit auseinander.

Vor diesem Hintergrund sind auch die beleidigten Reaktionen Springers auf die von ihm selbst provozierten Angriffe seiner politischen Gegner zu verstehen. Augstein und die gegen Springer rebellierenden Studenten sahen nur die Außenseite seines Verhaltens. Sie wußten: „Springer wollte gern der mächtigste Mann Deutschlands sein, wer das nicht anerkannte, wurde in seinen Zeitungen bestraft" (S. 250). Was sie aber nicht begreifen konnten, war die innere Logik der Reaktion Springers auf entsprechende Kritik, denn für ihn waren die Attacken keine politischen, sondern persönliche Angriffe. Folglich wundert er sich: „Ich habe doch gar

keine Macht. Ich bin doch gar nicht so stark. Was wollt ihr denn von mir?"
(S. 251). Diese Selbsteinschätzung ist nicht geheuchelt. Sie entspricht der Raum-
wahrnehmung eines Schizophrenen. Da er sein öffentliches Selbst verabsolutiert,
kann er es nicht verstehen, daß es eine Öffentlichkeit neben ihm gibt, die sich
gegen ihn richtet. Entsprechend paranoid ist seine Deutung der Studentenproteste:
„Die Aktionen gegen ihn können einfach nicht spontan sein, die sind von einer
bösen Macht gesteuert" (S. 254).

Tendenzen zum Verfolgungswahn legte Springer auch in der Führung seines
Zeitungsimperiums an den Tag. Wiederholt, berichtet Jürgs, hatte seine Umgebung „erlebt, wie beleidigt er auf Kritik reagiert. So ist es kein Wunder, daß er
immer wieder nach gescheiterten Verkaufsgesprächen Schuldige benennt, die
ihn bis zur Unterschrift angeblich gegen seinen Willen getrieben haben, Ver-
schwörungstheorien entwickelt, aber insgeheim wohl weiß, daß er selbst der
Schuldige ist. Denn ohne seinen Auftrag und hinter seinem Rücken hat keiner
verhandelt" (S. 389).

Mit der absoluten Ausdehnung des schizophrenen Raumerlebens geht die
paranoide Angst vor jeglicher Grenzverletzung einher. Die Feigheit, die schon
beim jungen Axel auffiel (S. 16), ist nur die Außenseite eines permanenten
Gefühls der Bedrohung, hinter dem eine psychotische Dynamik mit entsprechenden Abwehrreaktionen steckt. Konkrete Anschläge der RAF auf sein Sylter
Domizil und sein Hamburger Verlagshaus nimmt er relativ gefaßt hin. „Tiefer als
die Angst vor der RAF", schreibt Jürgs, „sitzt eine ganz andere Angst. Die ist in
ihren Auswirkungen nicht nur irrational, sondern eher lächerlich, wenn auch konsequent für Springers Weltanschauung: die Angst vor den bösen Russen. In den
fünfziger Jahren macht er noch einen seiner guten Scherze und sagt leichtfertig,
‚wenn die bei uns einmarschieren, ziehe ich mir halt einen Blaumann über, setz ne
Mütze auf, damit mich keiner erkennt, schwing mich aufs Rad und trample Richtung Osten, denn damit rechnen die ja nicht'. Später wird er konkreter und läßt
systematisch mögliche Fluchtwege vorbereiten, und natürlich nicht Richtung
Osten. Gibt den Auftrag, Wohnungen zu mieten oder zu kaufen, die an der Grenze liegen, überall in Europa, die erste in Flensburg, von dort aus ist es nicht weit
nach Dänemark. ... Die Vorbereitungen der Fluchtwege ... gehen so sehr ins
Detail, daß sogar am Nord-Ostsee-Kanal in einem ganz bestimmten Gebüsch ein
Schlauchboot zur nächtlichen Überquerung des Wassers versteckt wird, falls die
Straßen schon vom Feind kontrolliert sein sollten... ‚Wenn der Russe sonntags
kommt und ich keinen von euch erreiche, muß ich wissen, wie ich wegkomme und
wo die Schlüssel liegen.' Das hat eine gewisse Logik, macht Sinn in der scheinbar
sinnlosen Aktion. Deshalb fährt er in ‚Friedenszeiten' alle Routen ab, macht sich
mit den verschiedenen Adressen vertraut und weiß anschließend wirklich, wo die
Schlüssel versteckt sind... Wer flieht, braucht Geld, und zwar in einer Währung,
die weltweit gilt. Von Springers Mann für besondere Aufgaben werden Konser-
venbüchsen gekauft in verschiedenen Gemüsegeschäften, der Inhalt entleert, die
Büchsen mit Hundertdollarnoten gefüllt und dann verschweißt. Diese Dosen von
unschätzbarem Wert liegen an bestimmten Stellen unter den Dielen der Flucht-
wohnungen. Ihr Besitzer schlägt vor, sie besser in die Rückseite der Sofas ein-
zunähen, weil man im Bedarfsfall schneller drankommt und nicht erst die Boden-
bretter aufstemmen muß. Auch Goldbarren, die andere internationale Währung,

werden gehortet, die vor allem in seinen Häusern in der Schweiz. Nicht nur wegen der Russen fürchtet Springer um sein Geld. Der Milliardär, der Ende der sechziger Jahre neben dem Wert seines Verlages rund 60 Millionen Mark in Immobilien angelegt hat, der rund 320 Millionen Mark jederzeit Cash hätte auf den Tisch legen können, hat immer Sorge, über Nacht alles verlieren zu können. Auch das natürlich eine irrationale Angst, aber das Trauma der Weltwirtschaftskrise 1929, als Aktien nur noch das Papier wert waren, auf dem sie standen, sitzt tief" (S. 323 f.).

Jürgs hat das Leben Springers gründlich genug studiert, um zu wissen, daß kein reales Ereignis wie die Weltwirtschaftskrise zu erklären vermag, daß Springer sich derart absonderlich verhält. An anderer Stelle äußert er die richtige Vermutung: „Die Telefone Springers werden ständig untersucht, ob Wanzen angebracht worden sind, ob er abgehört werden kann, er selbst besteht darauf. Sein Scherz, er müsse seine Kritik an der Bonner Regierung einfach nur per Telefon diktieren, man könne sich die Druckerschwärze sparen, weil ja eh alles abgehört wird, geht ins Leere ... Paranoia?" (S. 325).

Paranoide Reaktionen sind die konsequente Folge der Verstiegenheit Schizophrener. Da ihnen der Rückweg abgeschnitten ist, leben sie mit einem Gefühl permanenter Bedrohung. An ihrem Raumerleben läßt sich dies deutlich illustrieren: Da es für Schizophrene keine „Zwischenwände" gibt, wie C. G. Jung es im Hinblick auf seine eigene Person festgestellt hatte (s. oben S. 36), gibt es keine Möglichkeit des Rückzugs auf das Innere, Private, sondern nur die Flucht nach vorne. Symbolisch kommt dies bei Springer zum Ausdruck, als er einen Auftritt in der Redaktion seiner Zeitschrift „Jasmin" plant. Vor seiner Rede läßt er die Wand zwischen den Büros der Chefredakteure einreißen, um einen genügend großen Raum für seine Selbstdarstellung zu haben – ein äußeres Zeichen für das Fehlen seiner inneren „Zwischenwände".

Dies führt uns zum zweiten Aspekt, an dem die narzißtische Fixierung des öffentlichen Selbst erkennbar wird: die Angewiesenheit auf das Auditorium, dem eine übertriebene Selbstdarstellung gilt.

Auditorium

Seinen Bedarf nach einem großen Publikum konnte Springer dank seiner verlegerischen Macht durchaus befriedigen. Ja, der Hauptteil der Energie, den er in den Aufbau seines Presseimperiums steckte, beruhte auf jenem Bedarf nach der großen Bühne. Seine Blätter betreiben „Hofberichterstattung", schreibt Jürgs. „Wer nur Springer-Zeitungen liest, muß den Eindruck gewinnen, daß der Verleger nicht nur fast täglich mit den Staatsmännern dieser Welt verkehrt und die geradezu seinen Rat suchen, sondern auch als Philosoph, als Prophet und nicht zuletzt als Schriftsteller unentwegt Bedeutendes produziert" (S. 102 f.).

Springers Messiasdrang, der unter karitativen Gesichtspunkten freilich auch gute Nebeneffekte für die großzügig mit seinen Geldern unterstützten Glaubensgemeinschaften, insbesondere die Juden, hatte, muß unter psychiatrischen Gesichtspunkten als eine verschrobene Bezogenheit auf das Auditorium gesehen werden. „Wenn ich einen Vortrag halte", erklärt er in einem Interview des „Stern", „und da sind 1500 Leute, und ich fange an, über Gott zu sprechen, dann geht der Beifall richtig los" (S. 46). Im Mittelpunkt steht dabei niemals das religiöse Ziel, sondern dessen Verkünder. „Wegbegleiter, die Gott zu sich genommen hatte, entgingen selbst im Tode nicht den Inszenierungen des Königs. Mag seine Trauer auch von ihm als echt empfunden werden, er stilisierte sie dennoch so, als sei die Hauptsache der Veranstaltung seine Rede und die Trauer darüber, daß nunmehr ein Stück von ihm für immer dahingegangen war. Wenn Springer Abschied nahm, war dieses Abschiednehmen wichtiger als der Anlaß an sich. Todesanzeigen wie für den ‚Welt'-Verlagsleiter Heinrich Schulte fielen deshalb eher unangenehm auf, weil der Name des trauernden Axel Springer größer gedruckt war als der des teuren Verblichenen" (S. 104).

Symptome wie dieses machen deutlich, daß Springers Antrieb, sich an die Spitze hochzuarbeiten, nicht primär im Bedürfnis nach Macht und Geld bestand. Auch Geltungssucht wäre eine nicht hinreichende Erklärung. Vielmehr war Springer genötigt, sich eine große Bühne zu schaffen, auf der er dann die Haupt- und Solorolle spielen konnte, weil er auf eine spezifische Art abhängig war von seinem Publikum. Nur die Bestätigung der anderen konnte ihn vor dem Absturz aus der Verstiegenheit bewahren. Und um diese Akzeptanz zu erlangen, vollführte er immer ausgefallenere Darbietungen seines öffentlichen Selbst bis hin zur Verschrobenheit.

Dies brachte ihn freilich in das Dilemma, bisweilen bespöttelt zu werden. Hier drohte eine neue Gefahr der Demaskierung seiner Selbstprätention. Wer es wagte, ihn lächerlich zu machen, mußte mit seinem Zorn rechnen. Vor diesem Hintergrund müssen auch seine Reaktionen auf die Ereignisse im Umfeld der „Spiegel"-Affäre gesehen werden: „Nichts haßt Springer mehr, als nicht ernst genommen zu werden. ... Depressionen dann fast, als Augstein auf Druck einer aufgewachten Öffentlichkeit ... aus der Haft und Strauß aus der Regierung entlassen wird. ... Springer, die Mimose, nimmt persönlich übel. Er hat in Verkennung der Wirklichkeit nicht etwa seine Attacken auf Brandt für eine gesteuerte Aktion gehalten, sondern umgekehrt die Reaktion darauf als den eigentlichen Angriff empfunden. Da ging es dann gegen Springer, das war eine vom Verleger bitterlich beklagte ‚Kampagne gegen mein Haus'" (S. 244).

Was ihn letztlich davor bewahrte, der Lächerlichkeit preisgegeben zu werden, waren nicht nur seine Macht und sein Einfluß, sondern vor allem seine Fähigkeit zur Mimikry. Damit sind wir beim dritten Aspekt, an dem wir die narzißtische Überbesetzung seines öffentlichen Selbst verdeutlichen wollen.

Rolle

Das Schauspielern ist für Springers Entwicklung essentiell. Seine erstaunliche Verwandlungsfähigkeit steht von früh auf im Dienste des narzißtischen Motivs, seine wechselnden Auditorien zu beeindrucken: „Es ist deshalb mehr als nur ein netter Scherz für seine Mutter, als sich Springer eine Husarenuniform ausleiht und sich in dieser Verkleidung, die ihm blendend steht, fotografieren läßt. ... Ottilie Springer stellt das Foto in einem Silberrahmen auf ihren Sekretär, der Sohn aber hat für sich eine ganze Sequenz fotografieren lassen, selbstverliebt in seine Phantasie, selbstversunken in der Sehnsucht nach einer anderen Rolle als der des Unternehmers – und träumend von einer anderen Zeit" (S. 99).

Verschiedene Rollen werden in der Jugend ausprobiert. Mit einem Schulfreund fährt er regelmäßig zu einer Kiesgrube, um sich dort als Richard Tauber zu produzieren. Er nimmt sogar Gesangsstunden, da er sich berufen fühlt, es seinem

Idol gleichzutun, gibt diese aber bald wieder auf, denn das Üben ist ihm zu anstrengend. Der vielseitig talentierte Adyname sucht stets nach dem bequemsten Weg. Andere Rollen liegen ihm daher näher, z. B. die des Verführers, des distinguiert gekleideten Exzentrikers und schließlich des erfolgreichen Verlegers. Er kann nicht anders. „Axel Springers Leben, das er selbst gern geheimnisvoll verklärt ‚fremdbestimmt‘ nennt, ist in seinen verschiedenen Phasen vor allem geprägt von besonderen Lieblingsrollen unter all den anderen vielen Hauptrollen. Lieblingsrolle als Sänger und Schauspieler, gleichzeitig Basis für alle anderen, Lieblingsrolle als unwiderstehlicher Frauenheld, Lieblingsrolle als genialischer Verleger, Lieblingsrolle als Gottes verlorener Sohn, Lieblingsrolle als Retter des Vaterlandes, Lieblingsrolle als König. Manchmal darf er in einer einzigen Aufführung alle geben, zum Beispiel 1970 bei den wochenlangen Dreharbeiten zu Renate Harpprechts TV-Film ‚Einige Tage im Leben des Axel Springer‘, zu dem er am liebsten höchstpersönlich das Treatment geschrieben hätte" (S. 33). Eine Kritikerin des Films attestierte ihm, daß er „ein Selbstdarsteller von Format" sei, ein hochbegabter Schauspieler, der „noch den miserabelsten Text großartig bringt" (S. 100).

Dies alles ist in seiner Kindheit bereits vorgezeichnet. „Als er merkt, daß es nicht reicht für ein Leben im Theater, nimmt er einfach das Leben als Theater, als unverhoffte Chance, in verschiedenen Rollen aufzutreten. Ist viel spannender und wie gemacht für ihn. Er kann den Inhalt der Stücke bestimmen, er kann selbst inszenieren, und er kann sich selbst besetzen: er darf den Guten geben und den Bösen, den Liebhaber und den Betrogenen, den Täter und das Opfer, den starken Mann und die schwache Frau. Jeden Tag aufs neue. Manchmal wird er selbst nicht mehr wissen, ob das, was er gerade aufführt, echt oder gespielt ist" (S. 239).

Denn seine Rollenübernahme ist im Gegensatz zu der des Depressiven nicht von penibler Pflichterfüllung bestimmt, sondern vom Motiv, sich selbst zu inszenieren, ganz gleich in welcher Darbietung. Denn er hat früh den Kontakt zu seinem privaten Selbst verloren, das seinem Tun einen inneren Halt, eine innere Richtung hätte geben können. Seine Person ist selbst zur Rolle geworden. „Und diese Person konnte sich bei Bedarf verwandeln, darin war er genial. Wie intensiv er sich für alle Auftritte, und waren sie noch so unbedeutend, vorbereitete und die richtigen Gesten einstudierte, wußten nur wenige. Lange hatte Springer vor dem Spiegel im Schlafzimmer neben seinem Büro geübt, bis die Schlinge um den gerade verletzten Arm richtig zur Geltung kam, als er für die Aktion ‚Macht das Tor auf‘ mit der Büchse unters Volk sammeln ging. Es ist schließlich nicht nur seine Idee, und von A wie Adenauer bis zu W wie Wehner zeigen sich alle begeistert, es ist ja eine neue Rolle, in die er zu schlüpfen hat. Tagelang probte er Rede und Betonung, als die englische Königin Elisabeth ihm auf seinem Gut Schierensee die Gnade eines Besuches erwies" (S. 93).

Seine natürliche Begabung kam ihm dabei meist zu Hilfe. „Auftritte als Blattkritiker beim ‚Hamburger Abendblatt‘ und bei der BILD-Zeitung, die er früher noch gerne machte, als ihn seine Zeitungen wirklich interessierten, inszenierte er als kabarettreife Aufführungen. Er wußte, was ankam. Die Redakteure liebten ihn dafür, denn er war ein glänzender Darsteller. Und da er sie als seine eigentliche Familie betrachtete, gab er seinen Angestellten gern den Vater in der Rolle des Verlegers" (S. 97).

Aber nicht nur die repräsentativen Gesten wurden von ihm einstudiert, sondern – und hierin erkennen wir den krankhaften Zug – auch die Äußerung von Gefühlen und scheinbar intimen Empfindungen. Das ihm nicht mehr zugängliche private Selbst mußte er ersatzweise als öffentliche Rolle inszenieren. Selbst wenn er sich bescheiden gab, war er „eitel auf die Wirkung dieser Bescheidenheit bedacht" (S. 119). Sogar Wutausbrüche übte er vor dem Spiegel (S. 21). Seine nähere Umgebung bemerkte diese Schwäche rasch und lernte, Springers Abhängigkeit vom Rollenspiel auszunutzen: „Weil anscheinend spontane Wutausbrüche geprobt waren, weil er Konflikte scheute und sie allenfalls als einstudierte Rolle überstehen konnte, brauchte man bei Auseinandersetzungen nur zu warten, bis der erste Schwung von Zorn vorbei war und er nicht mehr weiterwußte, weil er nur bis zu dieser Stelle seinen Part einstudiert hatte" (S. 96).

Was Springers Rollenübernahme von der eines Schauspielers unterscheidet, ist seine Abhängigkeit von ihr. Er sagte selbst von sich, er sei „fremdbestimmt" (S. 33), das heißt, er mußte sich Identitäten zulegen, die er nicht als seine eigenen empfand. Kein Rollenspiel also, sondern Rollenzwang war es, was seine Unfähigkeit, innere Zwischenwände zu errichten, kompensierte.

Wie wir an den drei Aspekten Raum, Auditorium und Rolle zu zeigen versucht haben, ist die von Jürgs vermutete Diagnose einer Schizophrenie bei Axel Springer nicht aus der Luft gegriffen. Sie läßt sich aus dem biographischen Material deutlich herauspräparieren. Damit stellt sich die Frage, warum es Springer dennoch gelingen konnte, mit seiner Psychose so zu leben, daß sie von außen unbemerkt blieb.

Das Coping

Mit unserem Paradigma vom öffentlichen und privaten Selbst läßt sich zeigen, daß die psychotische Struktur nach dem schizophrenen Schub im Sommer 1957 nicht wieder verschwindet, wie Jürgs annimmt, sondern fortbesteht. Aber es kommt trotzdem nicht zum Zusammenbruch. Denn Springer verfügt über einen erfolgreichen Coping-Mechanismus. Er war in der seltenen Lage, seine Größenvorstellungen zu realisieren, genauer: seinen Größenwahn so zu leben, daß nur einige wenige in seiner engeren Umgebung die Krankheit bemerkten. Weil er seine schizophrenen Merkmale ausleben konnte, zu denen nicht nur die Größenvorstellung, sondern auch seine extreme Aufmerksamkeitsstörung (s. graphologisches Gutachten) und damit seine Unfähigkeit zum privaten Nahkontakt gehörten, entging er – wie alle diese besonderen Fälle, wo eine außergewöhnliche Beachtung durch die anderen erreicht wird – der Psychiatrisierung. Wir wollen Springers Coping, das ihm die Akzeptanz der Öffentlichkeit sicherte, von den beiden Seiten betrachten, die daran beteiligt sind: Zum einen seine durchaus vorhandene Sonderbegabung, zum anderen die geheuchelte Bewunderung derer, die sich von ihm abhängig wähnten. Beides trug zur Stabilisierung des bei ihm krankhaft überbesetzten öffentlichen Selbst bei.

Bedeutung der eigenen Fähigkeiten
Zunächst zum Anteil der Sonderbegabung Springers: Schon das graphologische Gutachten hatte gemutmaßt, daß „ihm alles im Leben sehr leicht geworden, ihm

zugefallen (sei), ohne daß er etwas direkt erarbeiten, erkämpfen mußte" (S. 84). Zwar verfüge er über eine „geringe Konzentrationsfähigkeit" – ein Zeichen für den Mangel an privatem Selbst –, doch seine vielseitigen Begabungen hätten ausgereicht, um sich den „Nimbus des alles Wissenden und alles Könnenden zu erhalten" (S. 84).

Jedes Individuum hat – um die oben erwähnte Formulierung von Manfred Sommer (1979) aufzugreifen – „eine riskante Passage" zu bestehen, die Passage zwischen Wahn und Suizid. Springers Persönlichkeit steuerte auf gefährliche Weise in Richtung Wahnsinn. Dennoch konnte er seine Übergangsschwierigkeiten meistern, da er das Talent besaß, je nach Bedarf verschiedene Identitäten anzunehmen und diese mit Charme und Eloquenz nach außen hin überzeugend darzustellen. Ein wesentliches Merkmal jeder analytischen Psychotherapie, die in Band 1 bereits hervorgehobene Fähigkeit, sich ausdrücken zu können (Matussek 1992, S. 152), kommt hier voll zur Geltung. So ist es nicht verwunderlich, daß er mit seinen Eigentümlichkeiten, die er zur Stabilisierung seines öffentlichen Selbst benötigte, äußere Anerkennung erhielt. „...man wird ihm gern den Gefallen tun, ihn als Mittelpunkt zu bewundern" (S. 84), hieß es in der graphologischen Analyse. Zugleich ist es der Gutachterin nicht entgangen, daß Springers Liebenswürdigkeit von oberflächlicher Art ist: „Er ist viel zu sehr von der Wichtigkeit seiner individuellen Art und von seiner Persönlichkeit überhaupt überzeugt, als daß er andere daneben gleichwertig anerkennen oder respektieren könnte" (S. 84). Daß er dennoch die Akzeptanz und Bewunderung seiner Umwelt fand, ist also mit seiner Ausstrahlung allein nicht zu erklären. Sie hat auch externe Ursachen.

Die unterstützende Funktion der Anerkennung durch die anderen
Die von Springer als Effekt der krankhaften Besetzung seines öffentlichen Selbst erworbene Machtposition führte dazu, daß andere, die in seine Abhängigkeit gerieten oder sich Vorteile vom Umgang mit ihm versprachen, ihre Bewunderung heuchelten. Rasch fanden sie heraus, daß Springer diese Auditoriumsfunktion anderer benötigte und entsprechend leicht zu täuschen war. Wenn etwa die Astrologin Ina Hetzel ihm schrieb: „Sie sind das größte As im Spiel um Deutschland" (S. 85), so dürfte dabei nicht nur eine Spekulation auf die Sterne, sondern auch auf Springers großzügige Dankbarkeit im Spiel gewesen sein.

Von besonderer Bedeutung bei der Spiegelung Springers, der „Quadratur seiner Ich-Bestätigungen", um es mit Lacan zu sagen (Matussek 1992), ist sein Intimus Hans Zehrer. Er ist es, der die psychotische Tendenz umzuleiten versteht und ihr eine nicht weniger absurde, aber für den Zeitungsmann dennoch lebbare Richtung zu geben vermag: „Seine Messias-Verzückungen hatte der Verleger gerade überwunden. Aber Zehrer, der alles davon weiß und hautnah mitbekommen hat, wie sein Schüler abheben wollte in eine andere Welt, bestätigt ihn in seinem Glauben, daß er zwar nicht Prediger werden sollte, aber für Größeres auserwählt sei. Daß es in der Planung des Weltgeistes, den Springer Gott nennt, liegen würde, nunmehr wirklich Revolutionäres anzugehen und nicht nur Zeitungen zu machen" (S. 72).

Ohne diese Bestätigung in seinem Erlöserwahn wäre Springer nicht nach Moskau gefahren. Im Grunde unterscheidet sich diese Mission nicht von der des schizophrenen Kreml-Fliegers Matthias Rust. Beide stützen sich auf völlig weltfremde, verschrobene Inhalte. Und bei beiden steckt hinter der öffentlichen Inszenierung ein pathologisches Motiv: Es ging ihnen nicht primär um die Durchsetzung politischer Ziele, sondern sie benutzten die Weltöffentlichkeit als Bühne, um ihre Wahnvorstellungen zu realisieren. Die Bedingungen des Scheiterns freilich sind bei Rust und Springer sehr verschieden. Sobald Rust pathologisch auffällig wurde, wendete sich die Öffentlichkeit gegen ihn. Die „BILD"-Zeitung, die das Husarenstück des Kreml-Fliegers gerade noch lautstark gefeiert hatte, ließ ihn nach der Attacke auf die Krankenschwester ebenso lautstark fallen. Allerdings sind die Folgen unterschiedlich: Der Moskauflug von Rust war eine einmalige Weltleistung, auf die er sich immer wieder berief, ohne deshalb auch im Nahkontakt anerkannt zu werden, während Springer, der schon als Kind gern in Husarenuniform auftrat, seine Leistung als größter Verleger, Messias und Wiedervereiniger zur Dauerleistung machen konnte. Springer repräsentierte selbst die „BILD"-Zeitung. Seine Entgleisungen gereichten ihm deshalb nicht zu Schaden, da er auch bei Fehlschlägen die öffentliche Meinung durch eine Reihe anderer Großtaten beeinflussen konnte. Seine Zeitungen waren reale Meisterleistungen, die, so verschroben und billig sie auch sein mochten, ihm sein Publikum sicherten. „Die Hofschreiber wissen immer und brauchen keine besondere Anweisung, was ‚Väterchen' von ihnen erwartet: Respekt und Bewunderung, so in den Zeitungen serviert, daß man nicht lange suchen muß" (S. 102).

Was er nicht selbst zum Applaus des Publikums beitrug, das besorgten die von ihm Abhängigen aus eigenem Karriereinstinkt. Sie heuchelten Bewunderung, weil sie wußten, daß sie dafür reichlichen Lohn erhalten würden. So trug auch Springers Umwelt in erheblichem Ausmaß dazu bei, daß er sich zum Auserwählten hochstilisieren konnte, ja von seiner Auserwähltheit überzeugt sein mußte, ohne zu wissen, daß jemand, der einen seltenen Weltrekord hält, wie etwa Herostrat, der das Ephesosheiligtum zerstörte, auch im Nahkontakt Weltmeister sein müßte. „In den Jahren des Glanzes und der Herrlichkeit erinnerte manches in Springers Umgebung an den Hof des Sonnenkönigs. Höflinge bückelten rücklings aus seinem Bannkreis. Ratgeber traten auf Zehenspitzen durch die Tapetentüren und träufelten Gift in das Ohr der Majestät. Die mächtigen des Reiches stritten um den Platz an der Sonne und wurden von ihrem Souverän gegeneinander ausgespielt: Tamm, Brauchitsch und Kracht, und die BILD-Chefs Hagen, Boenisch, Prinz" (S. 106). „Wer zum inneren Kreis des Hofes zählt, muß schon, um Springers Wohlgefallen zu erlangen, am besten Spuren hinterlassen, Schleimspuren. Eberhard von Brauchitsch im weltweiten Einsatz von Springers Geld als Generalbevollmächtigter, später eher von herben Verlusten ... als vom Glück verfolgt, schickt nach dem Kennedy-Sieg ... an den Verleger ein Telegramm, das klingt, als sei es nicht von ihm, sondern von einem Satiriker erfunden: ‚In Kennedy triumphiert die Persönlichkeit Deiner Geltung und Deiner Brillianz und Deiner Nobilität. Glückwunsch Dir und uns allen. Eberhard'" (S. 103).

Auch die Ehrendoktorhüte und Verdienstpreise, die zu Springers Selbstüberhöhung beitrugen, sind nicht immer ganz ohne Eigeninteresse der ihn Beehrenden verliehen worden. Daß es gute Absichten waren, die mit der Dekoration des außerordentlich öffentlichkeitswirksamen Verlegers führten, ändert nichts an ihrem symptomverstärkenden Effekt auf Springer. 1974 wird er Ehrendoktor an der

israelischen Bar-Ilan-Universität und 1981 an der Universität Boston; 1977 erhält
er die American Friendship Medal und das goldene Thyateira-Großkreuz, 1978
wird er der erste Träger der Leo-Baeck-Medaille, 1981 verleiht ihm die
Deutschlandstiftung den Konrad-Adenauer-Preis, 1982 bekommt er die Berliner
Ernst-Reuter-Medaille sowie als erster Deutscher den Ehrentitel „Bewahrer
Jerusalems". Manchen dieser Auszeichnungen sind großzügige Finanzierungslei-
stungen Springers für die Preisverleiher vorausgegangen – im Falle des Thyateira-
Großkreuzes, das ihm der Erzbischof Athenagoras persönlich überreicht, spricht
Jürgs von einem regelrechten „Schmierentheater", das Springer zudem „in seinen
Blättern feiern läßt" (S. 55).

Aber es gab auch echte Hilfe durch andere. Wir hatten oben bereits angedeutet, daß Springers Frau Rosemarie in den Tagen des schizophrenen Schubs vom
Sommer 1957 im therapeutischen Sinne instinktiv richtig handelte. Zwei Faktoren
sind dabei hervorzuheben: Zunächst einmal nahm sie ihn – im Gegensatz zu den
ratlosen Menschen seiner Umgebung, die den Erlöserwahn durch Erklärungen
oder Scherze abzutun suchten – ernst. Als Maria Magdalena salbt sie seine
stigmatisierten Füße und kniet vor ihm, um seine göttliche Liebe in Empfang zu
nehmen. Zugleich bleibt sie bei ihren Versuchen, auf seine Wahnentwicklung Einfluß zu nehmen, feinfühlig genug, um ihn nicht durch unmittelbare Konfrontation
mit seiner Krankheit in die Katatonie zu treiben – eine Gefahr, auf die wir in Band 1
(Matussek 1992, S. 125 u. 135) wiederholt hingewiesen hatten. Rosemarie Springer geht indirekt vor. „Ganz zufällig" (S. 37) bringt sie bei einem Gespräch den
Namen Bürger-Prinz ins Spiel, wohl wissend, daß die Hilfe, die sie sich von dem
berühmten Hamburger Psychiater erhofft, nur fruchten kann, wenn ihr Mann
selbst den Wunsch hat, ihn aufzusuchen. Als diese Taktik nicht verfängt, greift sie
zu einer zweiten, die geradezu genial genannt werden kann. Um ihren Mann vom
Vorhaben des Märtyrertodes abzubringen, inszeniert sie eine Rettungsaktion, die
innerhalb der Logik seines Wahnsystems bleibt, und dieses dennoch unschädlich
macht. Ihre Idee ist folgende: „Jesus, der ja seine Nächsten liebte wie sich selbst
und eben nicht nur wie Axel sich selbst als seinen Nächsten, mußte an seine göttliche Bestimmung erinnert werden, Menschen selbstlos zu helfen und von allem
Übel zu erlösen. Sie bricht also vor ihrem Mann auf dem Boden zusammen, win-
det sich in Krämpfen, hustet zum Gotterbarmen und erklärt, nunmehr sterben zu
müssen. Von Stund an kümmert sich Axel Springer um sie, vergißt die eigenen
Ambitionen zu sterben und sorgt dafür, daß sie bald wieder zu Kräften kommt.
Er erlöst sie von ihren Schmerzen" (S. 41).

Springers Geheimnis

Zu den beiden genannten Coping-Faktoren, der eigenen Sonderbegabung und der
daraus resultierenden Akzeptanz in der Öffentlichkeit, kommt ein dritter hinzu,
der dafür sorgte, daß Reste des privaten Selbst sich erhalten konnten: Axel Springer hatte ein Geheimnis, das er erfolgreich vor der Öffentlichkeit hütete. Und das
war seine Beschäftigung mit Astrologie. „Der Glaube an die Macht der Sterne",
schreibt Jürgs ganz richtig, „war das eigentliche Band zwischen Springer und
seinem Propheten. Und es hielt alle späteren Spannungen aus, weil sie ein
Geheimnis teilten, von dem niemand erfahren durfte. ... Selbstverständlich ist es
gelogen, was Springer seiner Interviewerin Renate Harpprecht in ihrem Fern-

sehfilm 1970 zu Protokoll gibt: ‚Also, ich will den Astrologen nicht zu nahe treten, aber ich habe noch nie ein Verhältnis zur Astrologie gehabt.' ... Aber was hätte er in der TV-Öffentlichkeit anderes sagen sollen, Springer wollte sich ja nicht zum Gespött der Leute machen. Das hätte gerade noch gefehlt, angesichts seiner zahlreichen Gegner, daß die erfahren hätten, aus welchem anderen Stoff die Träume des Verlegers sind. Reichte doch schon, daß er wegen seiner politischen Aktionen und Äußerungen bekämpft wurde" (S. 85–86).

Wichtiger noch als die Vermeidung des öffentlichen Gespötts ist die Tatsache, daß Springer mit seinem Geheimnis Reste von privaten Selbstanteilen für sich behalten konnte. Die Skurrilität seiner Neigung war insofern kein Handicap, sondern eine Quelle der Kraft: „Und weil Axel Springer an die Magie von Rutengängern und Tischerückern, Astrologen und Erdstrahlen, Wahrsagern und Geistheilern glaubte, fiel er auf der Suche nach Überirdischen natürlich zwangsläufig so manchen unterirdischen Scharlatanen in die Hände. Klingt ja auch unglaublich, daß er sich auf Befehl eines angeblich weisen Mannes zu bestimmten Zeiten seines Lebens an bestimmten Körperstellen mit Blechstücken drapierte, aber nur in der Verborgenheit des Anwesens..., um die aus Bayern gesendeten positiven Strahlen des Meisters zu empfangen" (S. 86).

Wie wir oben bereits im Abschnitt „Geheimnis" deutlich gemacht haben, ist die Fähigkeit, etwas für sich zu behalten, von dem kein anderer etwas weiß, von konstitutiver Bedeutung für die Ausbildung eines privaten Selbst. Dies gilt um so mehr für eine Persönlichkeit wie Axel Springer, deren private Anteile praktisch vollständig abgespalten waren. Durch seine aufwendigen Geheimhaltungsstrategien konnte er sich Reste jener Kraft zurückerobern, die er bereits früh verloren hatte. „Die schwarze Kladde, in der Springer viele entscheidende Voraussagen seiner Hausastrologin Ina Hetzel notiert, ist natürlich streng geheim, die trägt er immer bei sich, und die Termine bei ihr nahe der Alster in Hamburgs besserer Gegend macht er selbst. Nicht mal seine Privatsekretärin soll von dieser anderen Seite des Tycoons erfahren... Der Chauffeur muß ihn immer ein paar Häuser vor ihrer [der Astrologin] Haustür absetzen, die letzten Schritte zu ihr geht er zu Fuß, möglichst unbeobachtet. Da in der Nähe seine erste Frau Martha wohnt, hätte er im Falle einer zufälligen Begegnung eine Ausrede gehabt" (S. 87f.).

So pathologisch auch diese Verhaltensweisen für sich genommen sind: Vor dem Hintergrund einer Lebensgeschichte, die in bedrohlichem Ausmaß durch die narzißtische Fixierung des öffentlichen Selbst geprägt war, hatten sie eine lebensrettende Bedeutung. Sie bewahrten Springer vor dem vollständigen Abgleiten in die Psychose.

Glaube, Liebe und Scham als Primärmerkmale des privaten Selbst

Abschließend sei ein Rückblick geworfen auf die drei Beispiele im Hinblick auf ihre krankhafte Akzentuierung des öffentlichen Selbst. Diese ließ sich bei allen drei deutlich machen. Schwieriger war es schon, die mangelnde bzw. defekte Privatheit zu demonstrieren. Zu unterschiedlich und unzureichend war ihre Bereitschaft, über ihr Inneres zu berichten. Wegen dieses Mangels an innerer Öffnung wählen wir als Maßstab für ihre privaten Problembereiche drei Phänomene, die bei jedem Menschen etwas mit der Privatheit zu tun haben. Es sind dies Glaube, Liebe und Schuld bzw. Scham.

Jeder Glaube, jede Liebe, jede Scham und Schuld enthält einen öffentlichen und einen privaten Teil. Man kann sich in einer Therapie daher an diesen drei Phänomenen orientieren, um Stärke bzw. Schwäche des einen oder anderen Pols abzuschätzen und den Prozeß der Selbstenthüllung, wie er zu jeder Analyse gehört, zu erleichtern und zu differenzieren. Ein regelmäßiger Kirchgänger und vorbildlicher Beter kann sich zunächst als einen glaubensstarken Menschen darstellen, aber im Laufe der Analyse doch dahinter kommen, daß sein Innerstes nicht so gläubig ist, wie er aufgrund seiner äußeren religiösen Tätigkeit annahm. Nun hat der Psychoanalytiker keine religiöse Mission zu erfüllen. Er hat vielmehr dazu beizutragen, daß sich in jedem Lebensbereich das für den Betroffenen optimale Gleichgewicht zwischen privatem und öffentlichem Selbst einstellt. Ein geheuchelter Glaube ist hohl, und so fühlt sich auch die Person an. Ein provozierter Glaube ist selbstzerstörerisch, wofür die Millionen Toten des 2. Weltkriegs zeugen, die an ihren „Führer" glauben mußten bzw. wegen dessen „Glauben" den Tod fanden.

Was den Glauben angeht, so haben die drei untersuchten Fälle eine dezidierte Einstellung zur Religion, die sich aber bei ihnen deutlich unterscheidet, mit Ausnahme der bei allen vorhandenen mangelnden Glaubensfähigkeit. Jung, der unter seinen Anhängern, aber auch in der weiten Öffentlichkeit als besonders gläubig im religiösen Sinne gilt, hat noch am meisten über Glauben und Religion nachgedacht, beide Phänomene auch in seine Wissenschaft mit einbezogen sowie auch die Religion fremder und alter Kulturen. Er hat Religion aber nicht nur als Objekt studiert, sondern auch als persönliches Erleben erfahren und mitgeteilt. Durch seine Spaltung ist er aber nicht in der Lage, seine Glaubenserlebnisse individuell zu leben. Er muß vergleichen und studieren. So kontrastiert er seine religiöse Gläubigkeit mit der religiösen Ungläubigkeit Freuds. Der letztere sprach oft, vielleicht zu oft, mit großer Sicherheit, gelegentlich fast kokett, von seinem Atheismus. Demgegenüber konnte Jung mit seinem reichhaltigen Glaubensleben aufwarten, weswegen er sich trotz allgemeiner Minderwertigkeitsgefühle[14] (verborgen hinter seiner Fassade der Einzigartigkeit) Freud weit überlegen gefühlt hatte. Sicher ist an seinem Interesse für den Glauben auch die Erfahrung im Elternhause schuld: Sein Vater war Pastor; seine Mutter war gläubig, glaubte aber multipler als der theologisch schlichte Vater. Hier war Glaube, aber nicht vorgelebter, sondern lediglich diskutierter Natur. Im Grunde genommen setzt Jung die Diskussion seines Elternhauses im späteren Leben als Erforscher des Unbewußten von einzelnen und ganzer Kulturen fort. Das hat ihn privat aber nicht gläubiger gemacht. Im Gegenteil: Bei ihm findet sich der „wissende Glaube", wie ihn einer meiner Patienten beschrieb (Matussek 1992, S. 79–100). Der Patient mußte Gott zu sich herunterreißen, um seine Nähe zu wissen, aber auch, wie bei Jung, um ihn wissenschaftlich zu zerlegen, aber dieses Glaubenswissen reichte nicht aus (Matussek 1963). Jung mußte in diesen Glauben sehr viel Gefühl hineinlegen, viel mehr, als er es sonst in seinen mitmenschlichen Gefühlen tat. Eissler beschreibt diese Gefühlskomponente im Glauben Jungs folgendermaßen: „Hier, vermute ich, hat Jung den Schleier gelüftet und klipp und klar gesagt, was er wirklich wollte, wonach er sich wirklich sehnte und was er wahrscheinlich im Geheimen erschaffen wollte: Eine ekstatische Religion, frei von den Schlacken der organisierten Kirche, eine ekstatische Religion, die das Tierische, d.h. Triebhafte und das Über-Ich gleichermaßen erschüttert, fasziniert, überwältigt und in sich absorbiert. Die Persönlichkeit transzendiert sich dann selber, vergißt sich selber, löst sich auf oder zentriert sich in einer höheren Gestalt. ‚Wie unendlich viel Wonne und Wollust liegt doch in unserer Religion bereit … eine echte und rechte ethische Entwicklung kann das Christentum nicht lassen.' Es muß ‚seinen Hymnus der Liebe, seinen Schmerz und das Entzücken über den sterbenden und wiedererstehenden Gott, die mystische Kraft des Weines und die anthropophagischen Schauer des Abendmahles zur Vollendung führen', heißt es in demselben Brief" (Eissler 1982, S. 100).

Bei Heidegger fehlt diese Dimension ebenfalls. Er glaubt weder seiner Frau noch Hannah Arendt, auch nicht seinen philosophischen Weggefährten, Husserl und Jaspers. Zwar fällt die Kritik an diesem hier nur ausschnittsweise genannten Personenkreis unterschiedlich aus, aber eine gläubige Öffnung zum anderen ist nirgendwo sichtbar. Auch bei der von ihm mit Worten der Liebe verehrten Hannah Arendt macht er es recht sichtbar, wie sein Narzißmus des öffentlichen Selbst für die Eigenständigkeit des Lebens von Hannah Arendt kein Sensorium hatte. Ja, er hielt es offenbar für selbstverständlich, daß er die ihm mit viel Liebe gewidmeten,

---

14 „Meine Mutter hatte die unangenehme Gewohnheit, mir alle möglichen guten Mahnungen nachzurufen, wenn ich zu einem Besuch oder zu einer Einladung ging. Ich hatte dann nicht nur meine besseren Kleider an und gewichste Schuhe, sondern auch ein Gefühl der Dignität meines Vorhabens und öffentlichen Auftretens und empfand es als Erniedrigung, daß die Leute auf der Straße es hören sollten, was für ehrenrührige Dinge mir meine Mutter nach-zurufen hatte: ‚Vergiß auch nicht, eine Empfehlung von Papa und Mama auszurichten und Deine Nase zu putzen. – Hast Du ein Nasentuch und die Hände gewaschen?' Ich empfand es durchaus unangebracht, meine die Inflation begleitenden Minderwertigkeitsgefühle der-maßen der Welt preiszugeben, wo ich doch schon aus Eigenliebe und Eitelkeit längst dafür gesorgt hatte, möglichst tadellos in Erscheinung zu treten" (Jaffé 1992, S. 32).

sowie mit großem Sachverstand und viel Mühe geschriebenen Werke Hannah Arendts nicht einmal zu lesen brauchte, um seiner Geliebten seinen Eindruck von ihrem Werk mitzuteilen. Dieser Defekt des privaten Selbst ist nicht zuletzt ein Defekt des Glaubens an den anderen. Das heißt: Glaube – als Akt der Kommunikation mit der Person des anderen verstanden (Matussek 1971, 1972) – kommt nicht an den anderen heran, genauso wenig wie Heidegger an seine eigene Privatheit.

Diese Glaubenslosigkeit der interpersonalen Beziehung interessierte Heidegger nicht. Sein Thema war die Eigentlichkeit, womit er letztlich seine eigene meint, so wie C. G. Jung mit der Individuation, dem letzten Ziel jeder analytischen Therapie, seine eigene Individuation meinte, die er genauso wenig erreichte wie Heidegger seine von ihm seitenlang beschriebene und beschworene Eigentlichkeit. Heidegger interessierte sich nicht für das Phänomen des interpersonalen Glaubens, sondern nur für theologisches Wissen, wie es ihm in seiner großen Bibliothek zur Verfügung stand. Hier fühlte er sich zu Hause, zu Hause wie in Meßkirch oder in Konstanz. Er kannte die Theologen, insbesondere die mittelalterlichen, in- und auswendig, konnte aber auch deren antimodernistische Begründung verstehen und verteidigen. Aber vom Glauben der Väter hat er nur die Fassade mitbekommen. Das alles war Glaube des öffentlichen Selbst. Über ihn konnte er sachkundig und wohlinformiert streiten, ohne aber seinen privaten Glauben zu stärken und zu erweitern. Er witterte bei theologischen, aber auch bei philosophischen Diskussionen überall „theologische Schmuggelware", womit er andeutete, daß er Angst hatte, doch wieder in seine alte Gläubigkeit, die für ihn eine wahre Gläubigkeit war, zurückzufallen. Er verstand Glaube aber rein öffentlich, rein politisch, aber nicht als innere private Macht, die ein tragendes Element geglückten Daseins unter Menschen ist.

Bei Springer sind die drei Elemente des schwachen privaten Selbst anders akzentuiert, aber deutlich in seinem Lebensgang zu erkennen. Was den Glauben betrifft, so scheint er religiöser zu sein als Jung und Heidegger. Er ist psychologisch bei weitem nicht so gebildet wie die anderen, hat jedoch in aller Öffentlichkeit aufgefordert oder unaufgefordert immer wieder von seiner Beziehung zu Gott und den Heiligen geredet. In zeitlicher Nähe zu seiner Psychose erwog er den Plan, in ein Kloster einzutreten und eine Stiftung zu machen. Diese Aktionen sind eher als Versuch zu werten, etwas Privates zu retten und aufzubauen. Was den Glauben betrifft, so stellt Springer sich in der Öffentlichkeit als ein tiefreligiöser Mensch dar. Er schämt sich weder seiner zahlreichen und oft recht lieblosen sexuellen Abenteuer, noch seines unerschütterlichen Hochmuts, noch seines nicht immer seriös erworbenen Reichtums als Widerspruch zu seinem Glauben. Im Gegenteil: Er macht Reklame für ihn. Freunden und Angestellten schenkte er gern religiöse Erbauungsbücher, nicht nur, um sich als Gläubiger zu demonstrieren, sondern auch, um diese Menschen auf den „richtigen Weg" zu bringen. Der öffentliche, in bestimmten Lehrformulierungen festgelegte Glaube ist das einzige Glaubenskriterium, was dem Schizophrenen seinen privaten Unglauben verdecken und was er als Glaube öffentlich vorweisen kann.

Weil der religiöse Glaube bei Springer von seiner Umgebung, einschließlich Klerikern, aber auch von seinem Biographen Jürgs als ein besonderes Element seines Charakters hervorgehoben wurde, sei auf diesen religiösen Glauben etwas näher eingegangen. Ich stelle diese Überlegung unter dem Gesichtspunkt des öffentlichen und privaten Selbst dar, um die ausgeprägte Glaubensunfähigkeit deutlicher zu machen. Die Begründung für diese Annahme läßt sich am leichtesten aus seinem Verhältnis zur Astrologie erklären.

Vieles deutet darauf hin, daß Springer sich subjektiv als tiefreligiöser Christ empfand. Das bezeugen u. a. kirchliche Gesprächspartner, mit denen Springer Kontakt hatte, z.B. der damalige Benediktinerpater und spätere Abt des Klosters Niederalteich, Emmanuel Jungclaussen. Nach seinem schizophrenen Schub im Jahre 1957 bekundeten verschiedene Äußerungen Springers, daß er sich sogar als ein von Gott Auserwählter mit einer besonderen historischen Mission sah. Zwar bewahrte er als Protestant ein kritisch-distanziertes Verhältnis zur offiziellen evangelischen Kirche, besonders nachdem sich führende evangelische Theologen wie Helmut Gollwitzer und Kurt Scharf auf die Seite der gegen Springer gerichteten Aktionen der linken Studentenbewegung gestellt hatten. Aber sein Beitritt zur Gemeinde der Altlutheraner in Berlin-Zehlendorf im Jahre 1969, seine intensiven Gespräche mit dem dort tätigen Pfarrer Jobst Schöne über theologische Fragen und sein persönliches und finanzielles Engagement für diese Gemeinde machen deutlich, daß Springer einen kirchlichen Rahmen für sein religiöses Tun nicht generell ablehnte. Ebenso wenig stellte er die Kompetenz der Kirche in theologischer Dogmatik in Frage.

Vergegenwärtigt man sich nun, wie klar und einstimmig sich alle christlichen Kirchen gegen jede Spielart von Sterndeuterei aussprechen, die sie als Aberglauben oder bestenfalls als törichten Hokuspokus bewerten, dann springt um so mehr ins Auge, wie sehr Springer unkritisch und im offenen Widerspruch zu seinen christlichen Überzeugungen astrologischer Beratung Gehör schenkte. Dabei handelte es sich nicht um ein gelegentliches Techtelmechtel, sondern um eine ernste, wegen des Mangels an privatem Selbst lebensnotwendige Liaison. Sie war zudem für sein praktisches Handeln höchst folgenreich, denn sie hatte direkten Anteil am Verlauf seiner mißglückten Moskaureise im Jahre 1958, als Springer sich zum selbsternannten Außenpolitiker in Sachen deutsche Wiedervereinigung aufwarf.

Daß der Widerspruch zwischen religiösem Engagement und astrologischen Neigungen Springer selbst nicht verborgen geblieben ist, bezeugt ein Interview, das er der Fernsehjournalistin Renate Harpprecht 1970 gegeben hat. Wahrheitswidrig behauptete Springer da, er habe „nie ein Verhältnis zur Astrologie gehabt ... und der um den Glauben Bemühte muß eigentlich seinen Weg anders finden" (S. 85f). Diese Aussage ist, obwohl in sich schlüssig, doch in höchstem Maße irreführend, was Springer selbst angeht. Schon 1946 gab er unter dem Titel „Merlin" eine Zeitschrift für Schicksalskunde heraus, mußte diese allerdings mangels Nachfrage nach drei Ausgaben wieder einstellen. Sein Vertrauen in die Sterndeutung blieb davon jedoch unberührt. So ließ er sich im Mai 1946 ein „Fragehoroskop" zur Zukunft seiner Ehe mit seiner damaligen zweiten Frau Katrin stellen. Das Gutachten mißfiel ihm aber, weil es eine stabile Ehe voraussagte. So wechselte er, wie Jürgs (S. 82) schreibt, kurz danach den Astrologen und etwas später auch die Ehefrau.

Der Glaube an die Sterne litt darunter nicht. Er entwickelte sich, im Gegenteil, zu einer regelrechten Abhängigkeit. Die beleuchtet vor allem seine langjährige Beziehung zur Astrologin Ina Hetzel, einer nach Jürgs (S. 87) „ungebildeten dicken alten Frau". Bis zu ihrem Tod in den späten 60er Jahren ließ sich Springer kontinuierlich von ihr astrologisch beraten. Allerdings sollte die Öffentlichkeit möglichst nichts von dieser Beratung erfahren. Springer ließ sich von seinem Chauffeur stets in einiger Entfernung von Frau Hetzels Wohnung absetzen, um das letzte Stück unbeobachtet zu Fuß zurücklegen zu können. Die Wahrsagerin wurde über all die Jahre von Springer so großzügig bezahlt, daß sie allein von seinen Honoraren hätte leben können. Springer finanzierte auch ihre Hamburger Wohnung, und sie durfte kostenlos in seinem Sylter Anwesen und in seinem Berliner Haus wohnen.

Diese Großzügigkeit erstaunt, weil Springer seine Erfahrungen mit der Astrologie im allgemeinen und mit Ina Hetzel im besonderen eigentlich zur Vorsicht hätte mahnen müssen, wenn er denn zu einer kritischen Bestandsaufnahme willens und fähig gewesen wäre. In Absprache mit dem rechtsintellektuellen Journalisten Hans Zehrer, einem seiner wichtigsten geistigen Ziehväter und Ratgeber, der ebenfalls vom Glauben an die Sterndeutung erfüllt war, hatte sich Springer zusammen mit seinem Bevollmächtigten Christian Kracht und seiner dritten Ehefrau Rosemarie im Januar 1958 nach Moskau begeben, um zu erreichen, was er keinem deutschen Politiker zutraute. Kurz zuvor hatte Springer seine Mission in einer Ansprache zu Weihnachten 1957 an seine „Welt"-Redaktion wie folgt umschrieben: „Erst werden wir die Wiedervereinigung machen, dann werden wir nach Berlin ziehen und mit der ‚Welt' eine Zeitung machen, wie es sie in Deutschland noch nicht gegeben hat. Und mit dieser Zeitung werden wir ein deutsches Volk machen, wie es das auch noch nicht gegeben hat" (S. 73). Um die selbe Zeit teilte er Eduard Rhein, dem Chef der Fernsehzeitschrift „HÖRZU" mit, er sei auf dem Weg nach Moskau und werde die deutsche Einheit mitbringen. Die Sterne dazu hätten noch nie so günstig gestanden.

Die spektakuläre Aktion wurde in ihrem Ablauf durch ein genaues Horoskop der Ina Hetzel vorbereitet. Sie berechnete den günstigsten Zeitpunkt der Übergabe des Plans zur Herstellung der deutschen Einheit an den sowjetischen Staats- und Parteichef Chruschtschow. Doch scheiterte der auf 13.50 Uhr festgelegte Übergabetermin an zwei unvorhergesehenen Hindernissen: Man hatte vergessen, den Zeitunterschied zwischen Hamburg und Moskau zu berücksichtigen, und der Kreml ließ die Deutschen warten. Springers Stimmung litt darunter, daß man ihn nicht wie einen Staatsgast am Flughafen empfangen hat. Der einzige Ertrag der Reise war schließlich ein Interview mit Chruschtschow, das am 7. Februar 1958 in der „Welt" veröffentlicht wurde. Als Chruschtschow während dieses Interviews nicht auf Springers Wiedervereinigungsplan einging, sondern statt dessen ein kommunistisches Gesamtdeutschland prophezeite und es ansonsten bei altbekannten Verlautbarungen bewenden ließ, fühlte sich Springer endgültig düpiert und tief gedemütigt. Noch in Moskau beschloß er, künftig mit all seiner Zeitungsmacht die Sowjetunion als Reich des Bösen zu bekämpfen.

Auffällig ist, daß Springer für das Scheitern seiner Mission nicht die Wahrsagerin Hetzel, sondern seinen Mentor Hans Zehrer mitverantwortlich machte und in der Folge zu ihm auf Distanz ging (S. 78). Die Beziehung zur Astrologin blieb dagegen ungetrübt. Zahlreiche an Springer adressierte Schreiben der Ina Hetzel belegen seinen fortgesetzten Bedarf nach astrologischem Rat. Er übersah großzügig alle orthographischen und grammatikalischen Fehler der Expertisen, obwohl er im allgemeinen ein Sprachästhet war, der Personen wegen der Unbeholfenheit ihrer Ausdrucksweise mißachtete oder fallenließ (S. 195). So banal die Ratschläge auch sind, immer enthalten sie eines: Bestätigung seiner Auserwähltheit, Konformität mit seinen politischen Ansichten und Ermutigung zur schicksalhaften Tat im Dienste des Vaterlands. In einem Brief vom 31. 08. 1961, also wenige Tage nach dem Mauerbau, schrieb Ina Hetzel: „Sie gehören zu den wenigen, die nicht nur mit dem Kopf, sondern mit dem Herzen denken. ... Sie sind das größte As im Spiel um Deutschland. Gott schütze Sie und erhalte Ihnen Ihre Kraft zum Segen unserer Heimat." In einem späteren Schreiben hieß es: „Und nun zu Ihnen, Herr Springer, Berlins Zeichen Widder steht bei Ihnen oben in der Himmelsmitte. ... Ihre wertvollste Konstellation Jupiter-Trigon-Merkur fällt in das Zeichen Widder, da haben Sie den stärksten Hinweis auf Ihre Aufgabe, nicht etwa Bonn, Berlin ist es, welches auf Sie wartet, Sie sind durchaus fast mit schlafwandlerischer Sicherheit Ihren Weg gegangen, als Wahlberliner haben Sie mehr Mut und Initiative gezeigt wie wohl kein Andrer vor Ihnen. Doch nun ist Ihre Zeit gekommen den letzten großen Schritt nach ganz oben zu tun, die Verhältnisse zwingen Sie dazu! Sie müssen an die Stelle Brandts treten..."

Auch nach dem Tode Hetzels blieb Springer der Astrologie verfallen. Er bediente sich zunächst des „BILD"-Astrologen Hans Genuit und sorgte persönlich dafür, daß dessen Horoskope von den Redakteuren nicht umgeschrieben wurden. Später wechselte Springer zu einer auf Sylt lebenden Astrologin. In den Redaktionen seiner Zeitungen sprach sich allmählich herum, daß die verlegerischen Entscheidungen Springers mindestens ebenso vom Stand der Gestirne beeinflußt waren wie von journalistischen und kaufmännischen Erwägungen. So berichtete der ehemalige Manager im Dienste des Springer-Verlags, Ernst Naumann: „Ich habe das auch nie geglaubt, bis ich erfuhr, daß Entscheidungen deshalb verschoben wurden, weil die Astrologin schlechte Konstellationen errechnet hatte" (S. 88).

Es waren gegen Ende seines Lebens nicht nur die verlegerischen Entscheidungen, die Springer auf Horoskope gründete. Seine Abhängigkeit von astrologischem Rat wird nirgendwo deutlicher als im Umgang mit seiner zunehmenden körperlichen Gebrechlichkeit, für deren Überwachung er medizinische Horoskope anfertigen ließ. Manche seiner Vertrauten sahen darin den Grund, daß Springer offenbar aus freien Stücken und trotz seiner fast unbegrenzten finanziellen Möglichkeiten nicht den Rat und die Behandlung der besten medizinischen Kapazitäten seiner Zeit in Anspruch nahm. So legte ihm eines dieser Medizinhoroskope dringend ans Herz, „... vor allem den Versuch zu machen, sich einen solchen Arzt und solches Pflegepersonal zu suchen, daß letztere weitgehendst mit dem Fragesteller gleichgerichtete Gestirnskonstellationen aufweisen" (S. 90).

Um ein kurzes Resümee zu ziehen: Der vermeintliche Widerspruch zwischen Religiosität und Obskurantismus in Springers Verhalten löst sich, wenn man um die Bedeutung des Geheimnisses für den Schizophrenen weiß. Wir haben das bei dem Tischler Pjotr Kazimierczak gesehen. Er war auffällig durch seine Bauten, aber wiederum nicht so auffällig, daß man ihn nach den üblichen psychiatrischen Kriterien als schizophren diagnostiziert hätte. Entscheidender als die verschrobenen Bauten, die sich die Umgebung nicht erklären konnte, ist das unerschütterliche Festhalten an dem Verschweigen der Motivation. Das ist sein Geheimnis.

Darüber hat er weder seiner Frau, noch seinem Sohn etwas gesagt. Man muß vermuten, daß er selbst dieses Geheimnis inhaltlich nicht bestimmen konnte. Er brauchte einfach die Gewißheit, daß er den Grund für diese Auffälligkeiten nur allein weiß und keiner ihm dieses Geheimnis entreißen kann.

Die Bedeutung, die der Glaube für das private Selbst und dessen Stärke hat, gilt gleichermaßen für die Liebe. Auch sie ist eine Funktion des privaten Selbst. Es sind nicht nur Definitionsschwierigkeiten, die den Psychiater in Urteilen über die Liebe zurückhaltend sein lassen. Sexualität und Aggressivität, Macht und Ohnmacht gehören nicht nur zur alltäglichen Praxis, sondern auch in sein breit gefächertes Theorienreservoir. Fast alle Variationen der sexuellen Liebe sind ihm aus der Sprechstunde bekannt, aber kaum eine Variante, wo er sich auf das Wort „Liebe" festlegen möchte, zumindestens theoretisch. Zu unsicher sind ihm hier ihre Umrisse und ihr Wesen. Hilfsbereitschaft, Hingabe, Nächstenliebe sind öffentlich, aber ihr Wesen ist das, was als innere Haltung hinter diesen Aktionen steht. Das ist privat. Ohne innige Gefühle können diese Veröffentlichungen nicht als Liebe verstanden werden.

Der entscheidende Grund, warum bei den von uns genannten Beispielen des narzißtisch überspitzten öffentlichen Selbst kaum das festzustellen ist, was man landläufig Liebe nennt, ist die Abspaltung der Gefühle. Wenn Gefühle fehlen, ist das private Selbst seiner eigenen Stärke beraubt. Es kann diesen Verlust nur zu kompensieren versuchen. Bei Springer geschieht das z. B. durch die in der Öffentlichkeit bekannte und gezielt bekanntgemachte Großzügigkeit und Spendierlust, wie auch durch seine lebenslange Sucht nach kurzzeitigen sexuellen Kontakten, die auszuleben ihm leicht fiel, weil er auf Frauen eine große Wirkung ausübte. Bei Jung werden je nach dem Grad der Befriedigung die theoretischen Ansichten variiert, bis er schließlich glaubt, seine Freundin und Erstanalysandin ganz erfaßt zu haben und sich daher von ihr trennt. Die Kränkung, die er hier seiner Geliebten zufügt, rechtfertigt er mit dem Bild, das er sich inzwischen über sie gemacht hat. Sie hat nicht nur Spürsinn – das ist ein wesentliches Kennzeichen der Anima – sondern auch ein beträchtliches Maß an Leidensfähigkeit. Er bürdet ihr, genauer: seinem Projekt, die Schmerzen und Kränkungen auf, die er im Elternhaus und in der Schule zu ertragen hatte. Sie sind zahlreicher und tiefgründiger als ich es in der Skizze über Jung ausgeführt habe. Bei Heidegger ist die oft beschriebene und in ihrer Qualität be- und verurteilte Liebe zu Hannah Arendt das entsprechende Gegenstück zu Sabina Spielrein. Zwar analysierte Heidegger nicht das Innenleben seiner Geliebten, wie es Jung tat, um deren Liebe zu erzwingen. Er interessierte sich überhaupt nicht für ihr Leben, erst recht nicht wissenschaftlich. Der eben doch nicht zu Unrecht von Jaensch als gefühlloser Egoist charakterisierte Heidegger mußte sich mit anderen Mitteln die Geliebte gefügig machen. Das war seine Philosophie, seine Lehre. Zwar verstand Hannah Arendt nach eigenem Eingeständnis in ihrer Marburger Zeit nicht viel von dem, was Heidegger vortrug. Aber sie war dennoch genauso beeindruckt von seiner Lehre wie viele ihrer Kommilitonen. Wahrscheinlich war sie es noch ein bißchen stärker nach ihren traurigen Erfahrungen in ihrem Elternhause. Sie wurde in einer Schar von anbetenden Jüngern – wenn man von den „sachlichen" Hörern einmal absieht – herausgehoben zu der Favoritin, nicht der Lehre, sondern seiner Person, denn für sich, der sich weitgehend von seinen Gefühlen getrennt hatte, brauchte er jemand für sein defektes Inneres, und zwar total. Hier kommt ein Grundphänomen zum Vorschein, welches für alle Schizophrenen gilt, aber auch in abgeschwächter Form für alle, die für ihr öffentliches Selbst auf Kosten ihres privaten Selbst leben.

Der dritte aus unserer Gruppe, Axel Springer, dürfte dies sehr deutlich repräsentieren. Sein Liebesleben wird von den Biographen nicht durch eine große Liebe zu verstehen versucht, wie Spielrein für Jung und Arendt für Heidegger, sondern durch eine ununterbrochene Kette von kleinen Liebesabenteuern. Springer bestellt die Schönen für seine Liebeleien an die Orte, wo er beruflich gerade zu tun hatte. Ihm ging es um Triebentladung und den Genuß des Angebetet-seins, wozu der bedingungslose Gehorsam eine natürliche Voraussetzung ist. Sein Zwang, immer Erster sein zu müssen, hindert ihn im Berufs- wie im Liebesleben. Er kann weder Kompromisse eingehen, noch Konflikte in beiderseitigem Interesse lösen. Die Fähigkeit zur Konfliktlösung scheint mir nach meinen Erfahrungen das geeignetste Kennzeichen für Liebesfähigkeit zu sein. Diese ist im Nah-kontakt der Ehe erforderlich. Sie schwindet immer mehr aus der Öffentlichkeit. Für manche mag es verwunderlich sein, daß auch die Großen des Geistes und des Einflusses diese Eigenschaften nicht aufweisen, ja sie lassen sie aufgrund ihrer gefühlsentleerten Öffentlichkeitsbezogenheit in einem besonders ausgeprägten Grad vermissen. Jeder Konflikt im Nahbereich muß immer zugunsten der Gefühllosen ausgehen, wie aus den zahlreichen Ehescheidungen hervorgeht. Bei Springer gehört die Gefühllosigkeit so zur eigenen Natur, daß sie nicht nur im Liebes-, sondern auch im gesellschaftlichen Bereich voll zur Geltung kommt. Er sagt von sich: „Die Größe hat mich auch dazu gebracht, mir immer wieder den Kopf darüber zu zerbrechen, ob ich richtiger handelte, wenn ich andere Partner an dem Unternehmen beteiligen würde. Immer wieder bin ich bei solchen Über-legungen allerdings zu der Erkenntnis gekommen, daß jede Partnerschaft Einen-gung der unternehmerischen und dabei besonders der verlegerischen Möglich-keiten bedeuten würde. Deshalb klipp und klar: Ich bleibe der alleinige Inhaber" (S. 388f.). Diese Aussage gilt ganz genauso auch für den Umgang mit der Ehe-partnerschaft.

Berücksichtigt man die Glaubens- und Liebesunfähigkeit bei einer narzißti-schen Überbesetzung des öffentlichen Selbst, wie wir es an den genannten Bei-spielen zu zeigen versuchten, so wird der dritte Punkt des privaten Defekts deut-lich, nämlich das Fehlen von Scham, das bei den drei Modellbeispielen eines krankhaft überbetonten öffentlichen Selbst immer wieder kritisiert wurde. Aller-dings überwiegt bei der Überbetonung des öffentlichen Selbst die Scham und nicht die Schuld. Meist kann der Betreffende in der Selbstreflexion gar nicht in die Schicht vordringen, wo Verantwortung, Zurechnung und damit Schuld übernom-men wird. Scham betrifft nur die Oberfläche, so wie sie die andern auch sehen können. Wir haben das bei Heidegger detailliert beschrieben. Der Philosoph, der die abendländische Philosophie zu ihrem zweiten Höhepunkt seit Plato führen wollte, ist unfähig, eigene Schuld zu erleben und dies der Öffentlichkeit zu be-kennen. Ähnlich ist es auch bei Jung: Alles, was eigene Schuld ist, wird einem übermächtigen Schicksal aufgebürdet. Persönliche Verantwortung für die Schuld leugnet auch Springer, der zwar äußerlich den Büßer spielt, im Grunde aber schuld- und bußunfähig ist.

Schlußfolgerungen für die analytische Psychosentherapie

Wir haben im Laufe der Untersuchungen wiederholt auf unsere Erfahrungen an der Forschungsstelle für Psychopathologie und Psychotherapie in der Max-Planck-Gesellschaft hingewiesen. Sie firmierten unter dem Etikett Analytische Psychosenpsychotherapie. Allerdings war diese Therapie keine wohldefinierte psychotherapeutische Einheit, wie es etwa die Verhaltenstherapie zu sein vorgibt. Diese kann man auf einige Grundmerkmale beschränken und so beschreiben, daß sich jeder unter ihr das gleiche vorstellen kann. Das war bei unserer Therapie nicht der Fall, weil es eine solche Einkriterienmethode in der Psychoanalyse nicht geben kann, schon gar nicht in der analytischen Psychotherapie. Die Krankheit Schizophrenie, bei der man heute viel lieber, weil mit größerer Berechtigung, von Störungen spricht, ist keine genau definierte Einheit wie etwa die Formel für eine Aspirintablette. Sie enthält die verschiedensten Stärkegrade, unterschiedliche Erscheinungsbilder und eine nicht immer gleich geartete prä- und postpsychotische Symptomatik. So unterschiedlich wie ihre Begriffssysteme sind daher auch die Formen der psychoanalytischen Therapie, wie ich es in dem Reader „Psychotherapie schizophrener Psychosen" (Matussek 1976) beschrieben habe.

Auch in der Forschungsstelle waren unsere psychoanalytischen Techniken recht heterogen, nicht nur wegen der Einbeziehung der Ansätze von Gruppen- und Einzeltherapie, sondern auch wegen der Unterschiedlichkeit der Fälle hinsichtlich der Dauer der Erkrankung, der Symptomatik und der bis zum Ausbruch der psychotischen Störungen erworbenen sozialen Kompetenz (Schulbildung, Studium, Beruf, Ehe usw.). Die Erfolge bzw. Mißerfolge hingen also nicht von der analytischen Methode als solcher ab, sondern auch davon, wie spezifisch sie auf jenes Umfeld Bezug nahm. Warum nennen wir die Methode im Gegensatz zu den kaum noch überschaubaren „moderneren" psychotherapeutischen Methoden analytische Psychotherapie? Der Hauptgrund liegt in dem Versuch, die Lebensgeschichte in ein einsehbares Verhältnis zum psychotischen Einbruch zu setzen. Dabei werden Einsichten und vor allem auch Gefühle frei, die bei keiner anderen Therapieform für den Patienten verfügbar werden und so zu seiner Stabilisierung beitragen. Die analytische Psychosenpsychotherapie schafft dem Schizophrenen einen inneren Raum, der ihm vor der Therapie nicht zur Verfügung stand. In diesen kann er sich zurückziehen und mehr oder weniger gelassen den Bedrohungen des Lebens, besonders seinen spezifisch schizophrenen, entgegensehen.

Was haben diese Erfahrungen mit unseren Modellfällen Jung, Heidegger und Springer, mit ihrer schizophrenen bzw. schizophrenienahen Symptomatik zu tun? Alle drei haben ihre Gefährdung ohne psychiatrische Hilfe bewältigt, ja sie haben aus ihrer Nähe zur Psychose Werke geschaffen, die zu den genialen Leistungen der

Geistesgeschichte zu zählen sind. Hier taucht die in der Frühzeit der Psychoanalyse, aber auch später immer wieder gestellte Frage auf, ob diese Leistungen
ohne die Psychose überhaupt zustande gekommen wären. In der Kreativitätslite-
ratur wird diese Frage meistens negativ beantwortet, d. h. man ist der Ansicht,
ohne die Abnormalität wäre das Geniale nicht zum Durchbruch gekommen. Für
diese nicht selten geäußerte Ansicht spricht auch die Einstellung der von uns skizzierten Persönlichkeiten. Alle drei haben eine ihnen nahegelegte psychiatrische
Behandlung weit von sich gewiesen, allerdings jeweils mit unterschiedlicher
Begründung. Jung hat nicht etwa Freud, Bleuler oder Binswanger – um nur wenige
aus einem ihm bekannten und mit ihm verbundenen Kollegenkreis zu nennen – um
expressive Hilfe in der ihm prekär erscheinenden Situation gebeten. Er hat sie
allein verarbeitet, allerdings mit dem Effekt kreativer Ergebnisse. Dabei ist zu
berücksichtigen, daß nicht alles, was Jung von seinen Visionen und Wahnideen als
wissenschaftliche Erkenntnis preisgab, von schöpferischer Grandiosität zeugte,
wie es Ellenberger (1985) annahm, der dem Entdecker des kollektiven Unbewußten ausdrücklich keine Schizophrenie, sondern eine schöpferische Krankheit zu-
erkannte. Es läßt sich aber nicht bestreiten, daß Jung über der Quelle von psychotischen Bildern und deren Bedeutung für das Entstehen und Überwinden von
psychotischen Störung mehr erfahren und begrifflich verarbeitet hat als Freud.
Dabei darf nicht übersehen werden, daß unter diesen Entdeckungen viel unbrauch-
bares, unverständliches „Gerede" war – wie Heidegger es nennen würde –, das
Jung allerdings nicht als solches bezeichnete, sondern als Ergebnis einer besonderen hochqualifizierten Erkenntnis mitteilte. Darin steckt das Bekenntnis, daß
man außergewöhnliche Phantasien – die eigentlichen Wahnideen – nur in einer
„gehobenen", pathetisch-schwülstigen Sprache ausdrücken kann, die sowohl dem
Sprecher wie dem Zuhörer auf die Nerven gehen muß, wie Jung es selbst konstatiert: „Es ist mir peinlich und geht gegen mein Gefühl, wie wenn jemand mit
Nägeln an einer Gipswand oder mit dem Messer auf dem Teller kratzt" (Jaffé
1992, S. 181).

Wir haben dieses Phänomen als Verschrobenheit bezeichnet, die immer mit
einer Verstiegenheit kombiniert ist. Die Verstiegenheit zeigt sich in außergewöhnlichen Phantasien, von denen man nur in verschrobener Weise reden kann.
Bei Jung sind es die Archetypen, bei Heidegger das Raunen vom „Seyn" und bei
Springer die messianische Erleuchtung. Haben diese Einsichten aber nur Abfall-
wert, psychotische Qualität?

Eben das ist nicht der Fall. Nur liegt Psychotisches so dicht neben dem Genialen, daß man oft den Diamanten nicht von der Glasperle unterscheiden kann. Ist
aber diese Nähe von psychotischer Abnormität und Genialität auch im gewöhnlichen Alltag in einer psychiatrischen Klinik der Fall? Wir haben immer wieder auf
eine Reihe von Fällen hingewiesen, in denen das Geniale doch zu deutlich die
Qualität der Verrücktheit an seiner Stirn trug: der Ingenieur, der sich aus verschiedenen Weltsprachen eine eigene, nur von ihm zu verstehende Sprache kon-
struierte, der Moskauflieger Matthias Rust, der trotz der Gefahren durch die rus-
sische Luftverteidigung das Risiko der Landung auf dem bevölkerten Roten Platz
auf sich nahm, der Schreinermeister Pjotr Kazimierczak, der aus reinem Holz ein
beeindruckendes Gebäude nach dem anderen baute, ohne zu sagen, was diese
imponierende Arbeitsleistung eigentlich bezwecken sollte. Bei diesen Fällen geht

es um das Beeindrucken der anderen, nach Möglichkeit auch der Weltöffentlichkeit durch Werke, die nicht nur die Bewunderung hervorrufen sollen, sondern auch durch ihren verschrobenen Charakter das private Geheimnis hüten sollte. Man will Bewunderung – wegen seiner narzißtischen öffentlichen Seite – aber auch Abdichtung und Verschluß. Keiner soll in das private Selbst einblicken können, denn das ist ja das Leid, das die Schizophrenen als Schicksal zu tragen haben: Die Durchlässigkeit der Zwischenwände zwischen öffentlichem und privatem Selbst.

Was bedeuten diese Phänomene für die Therapie? Die drei Modellgenies haben sich mit Recht gegen die Psychiatrisierung gewehrt, nicht nur wegen ihres sozialen Ansehens, sondern auch der Gefährdung ihrer Kreativität. Hätte man damals schon Psychopharmaka zur Verfügung gehabt, wäre deren Einsatz dann wünschenswert gewesen? Diese Frage muß man sicherlich negativ beantworten. Aber was ist mit dem Durchschnittsschizophrenen, wie er in jeder Klinik therapiert wird. Die Beseitigung akuter Symptome ist der Erfolg, den man mittels Behandlung durch Psychopharmaka erzielen kann – aber mit welchen Folgen? Wir wissen es nicht generell. Wir können bestenfalls am Einzelfall sagen, ob ihm die Medikation nicht nur die Freiheit von akuter Symptomatik brachte, sondern auch eine zufriedenstellende Lebensgestaltung ermöglichte, wenn auch nicht in dem Ausmaß wie bei Jung, Heidegger oder Springer. Die Zahl der Patienten, die sich immer häufiger der reinen Tablettentherapie entziehen, dürfte darauf hindeuten, daß diese Kranken sich unzureichend, ja, falsch behandelt fühlten. Es ist anzunehmen, daß sich die Patienten ihrer Individualität beraubt fühlten und nicht nur die Gefahr einer eventuell toxischen Beeinflussung sahen. Die Einebnung, die Nivellierung, die Entpersönlichung ist die große Gefahr der marktorientierten medikamentösen Behandlung mit Psychopharmaka. Im Prinzip ist das also dasselbe, was Moniz mit seiner Leukotomie vorgeworfen wurde. Um dieser Gefahr vorzubeugen, braucht man die Psychotherapie, insbesondere diejenige, die wir in beiden Bänden der Analytischen Psychosentherapie vorgestellt haben – so schwierig auch der therapeutische Einstieg wegen der narzißtischen Verankerung des öffentlichen bzw. privaten Selbst sein mag.

Literaturverzeichnis

Adorno TW (1964) Jargon der Eigentlichkeit. Suhrkamp, Frankfurt/Main

Bele AP und Weinberg MS (1978) Homosexuality. A study of diversity among men and women. Harper & Row, New York

Biemel W (1973) Heidegger. Rowohlt, Reinbek bei Hamburg

Binswanger L (1949) Der anthropologische Sinn der Verstiegenheit. Nervenarzt 20:8–11

Binswanger L (1957) Schizophrenie. Neske, Pfullingen

Bollnow OF (1977) Gespräche in Davos. In: Neske G (Hrsg) Erinnerung an Martin Heidegger. Neske, Pfullingen, S 25–30

Boss M (1977) Zollikoner Seminare. In: Neske G (Hrsg) Erinnerung an Martin Heidegger. Neske, Pfullingen, S 31–46

Broughton JM (1981) The devided self in adolescence. Human Development 24:13–32

Chang C (1977) Reflections. In: Neske G (Hrsg) Erinnerung an Martin Heidegger. Neske, Pfullingen, S 65–71

Dannecker M, Reiche R (1974) Der gewöhnliche Homosexuelle. Fischer, Frankfurt/Main

Eissler KR (1982) Psychologische Aspekte des Briefwechsels zwischen Freud und Jung. Truman/Holzboog, Stuttgart-Bad Cannstadt

Ellenberger HF (1966) The pathogenic secret and its therapeutics. J Behav Sciences 2:29–42

Ellenberger HF (1985) Die Entdeckung des Unbewußten. Diogenes, München

Ettinger E (1995) Hannah Arendt – Martin Heidegger. Eine Geschichte. Piper, München Zürich

Farías V (1989) Heidegger und der Nationalsozialismus. Mit einem Vorwort von Jürgen Habermas. Fischer, Frankfurt/Main

Federn P (1956) Ich-Psychologie und die Psychosen. Franz Huber, Stuttgart

Fédier F (1966) Trois attaques contre Heidegger. Critique 234:883–904

Fischer-Barnicol HA (1977) Spiegelungen – Vermittlungen. In: Neske G (Hrsg) Erinnerung an Martin Heidegger. Neske, Pfullingen, S 87–104

Freud S (1916) Die am Erfolg scheitern. In: Gesammelte Werke, Bd X. Imago, London (1946), S 370–389.

Freud S (1937) Konstruktionen in der Analyse. Gesammelte Werke Bd XVI, Imago, London (1950), S 41–56

Gadamer H (1990) Heidegger und die Sprache. In: Kemper P (Hrsg) Martin Heidegger – Faszination und Erschrecken. Die politische Dimension einer Philosophie. Campus, Frankfurt/Main New York, S 95–113

Haug F (1994) Zur Einführung: Versuch einer Rekonstruktion der gesellschaftstheoretischen Dimensionen der Mißbrauchsdebatte. Forum Kritische Psychologie 33:621

Heidegger H (Hrsg) (1983) Die Selbstbehauptung der deutschen Universität. Das Rektorat 1933/34 – Tatsachen und Gedanken. Klostermann, Frankfurt/Main

Heimann H (1980) Ordnung und Chaos bei Psychosen, Verhandlungen der Gesellschaft Deutscher Naturforscher und Ärzte, 115. Versammlung, Freiburg

Heimann H (1986) Spezifität und Unspezifität bei psychischen Erkrankungen. Schweiz Arch Neurol Psychiatr 137:67–86

Heimann H (1989) Über die Perspektivität psychischer Befunde. In: Mitteilungen der Deutschen Akademie der Naturforscher. Leopoldina, S 181–188

Höfer R (1993) Die Hiobsbotschaft CG Jungs. Zu Klampen, Lüneburg

Hühnerfeld P (1959) In Sachen Heidegger. Versuch über ein deutsches Genie. Hoffmann & Campe, Hamburg

Jaffé A (1992) Erinnerungen, Träume, Gedanken CG Jungs, 8. Aufl. Walter, Olten

Jens I (Hrsg) (1995) Mann T, Tagebücher 1953–1955. S Fischer, Frankfurt/Main

Jürgs M (1995) Der Fall Axel Springer – eine deutsche Biographie. List, München Leipzig

Kaiser, J (1996) „Lächelnd beiseite legen!" Thomas Manns Tagebücher. In: Neue Rundschau 1: 127–139

Kemper P (Hrsg) (1990) Martin Heidegger – Faszination und Erschrecken. Die politische Dimension einer Philosophie. Campus, Frankfurt/Main New York

Kerr J (1994) Eine höchst gefährliche Methode. Kindler, München

Kranz H (1955) Das Thema des Wahns im Wandel der Zeit. Fortschr Neurol 22:58–72

Kranz H (1962) Der Begriff des Autismus und die endogenen Psychosen. In: Kranz H (Hrsg) Psychopathologie heute. Festschrift zum 75. Geburtstag von Kurt Schneider. Thieme, Stuttgart, S 61–71

Kranz H (1967) Wahn und Zeitgeist. Studium Generale 20:605–611

Kranz H (1970) Diskussionsbemerkung zu den ‚Anmerkungen zum Begriff des Autismus' von H Bürger-Prinz und E Schorsch. Nervenarzt 41/11:560–561

Lotz JB (1977) Im Gespräch. In: Neske G (Hrsg) Erinnerung an Martin Heidegger. Neske, Pfullingen, S 154–161

Marcuse H (1977) Enttäuschung. In: Neske G (Hrsg) Erinnerung an Martin Heidegger. Neske, Pfullingen, S 162–163

Marin A (1995) Psychopathology 28:168–172

Matussek P (1963) Psychopathologie 2, Wahrnehmung, Halluzination und Wahn. In: Grühle HW, Jung R, Mayer-Gross W, Müller M (Hrsg) Psychiatrie der Gegenwart. Bd I/2, Springer, Berlin Göttingen Heidelberg.

Matussek P (1971) Ideologie und Glaube. In: Matussek P (1971) Die Konzentrationslagerhaft und ihre Folgen. Springer, Berlin Heidelberg New York Tokio, S 202–208

Matussek P (1972) Ideologie und Glaube. Vortrag vor dem IV. internationalen Forum zum Thema: Das Irrationale in der Psychoanalyse – theoretische und klinische Aspekte, New York

Matussek P (Hrsg) (1976) Psychotherapie schizophrener Psychosen. Hoffmann & Campe, Hamburg

Matussek P (1990) Beiträge zur Psychodynamik endogener Psychosen. Springer, Berlin Heidelberg New York Tokio

Matussek P (1991) Vom Anspruch zur Wirklichkeit der Psychosenpsychotherapie. Prax Psychotherapeutik Psychosomatik 36:207–215

Matussek P (1992) Der schizophrene Autismus in der Sicht eines Kranken. In: Matussek P Analytische Psychosentherapie, Bd 1. Springer, Berlin Heidelberg New York Tokio, S 79–100

Matussek P, Feil W (1980) Persönlichkeitsstruktur und Psychotherapie depressiver Patienten. Nervenarzt 51:542–552

Matussek P, Luks O (1990) Die Freizeit Depressiver. In: Matussek P (Hrsg) Beiträge zur Psychodynamik endogener Psychosen. Springer, Berlin Heidelberg New York Tokio, S110–134

Matussek P, Matussek P (1992) Franz Grillparzer, Camille Claudel, Glenn Gould – drei Modellanalysen. In: Matussek P (Hrsg) Analytische Psychosentherapie, Bd 1. Springer, Berlin Heidelberg New York Tokio, S 165–181

Matussek P, May U (1990) Verlustereignisse in der Kindheit als prädisponierende Faktoren für neurotische und psychotische Depressionen. In: Matussek P (Hrsg) Beiträge zur Psychodynamik endogener Psychosen. Springer, Berlin Heidelberg New York Tokio, S 73–88

Matussek P, Neuner R (1990) Loss events preceeding endogenous and neurotic depressions. In: Matussek P (Hrsg) Beiträge zur Psychodynamik endogener Psychosen. Springer, Berlin Heidelberg New York Tokio, S 88–98

Matussek P, Schwarz F (1990) Die Beurteilung der Psychosen-Psychotherapie aus der Sicht der Patienten. In: Matussek P (Hrsg) Beiträge zur Psychodynamik endogener Psychosen. Springer, Berlin Heidelberg New York Tokio, S 190–238

Matussek P, Söldner M (1990) Kindheitspersönlichkeit und Kindheitserlebnisse bei Depressiven. In: Matussek P (Hrsg) Beiträge zur Psychodynamik endogener Psychosen. Springer, Berlin Heidelberg New York Tokio, S 134–165

Matussek P, Wiegand F (1990) Partnership problems as causes of endogenous and neurotic depressions mit Wiegand. In: Matussek P (Hrsg) Beiträge zur Psychodynamik endogener Psychosen. Springer Berlin Heidelberg New York Tokio, S 98–110

Matussek P, Schwarz F, Laufenberg D (1992) Persönlichkeit und Symptomatik unklassifiziert Depressiver. In: Matussek P (Hrsg) Analytische Psychosentherapie, Bd 1. Springer, Berlin Heidelberg New York Tokio, S 1–51

Neske G (Hrsg) (1977) Erinnerung an Martin Heidegger. Neske, Pfullingen

Nolen-Hoeksema S (1987) Sex differences in unipolar depression: evidence in theory. Psychol Bull 101:259–282

Noll R (1994) The Jung cult – origins of a charismatic movement. Princeton University Press, Princeton, Jew Jersey

Nolte E (1990) Philosophisches im politischen Irrtum? Heideggers Rektorat im Umfeld der Zeitgeschichte. In: Kemper P (Hrsg) Martin Heidegger – Faszination und Erschrecken. Die politische Dimension einer Philosophie. Campus, Frankfurt/Main New York, S 30–50

Ott H (1984) Der junge Martin Heidegger. Gymnasial-Konviktzeit und Studium. Freiburger Diözesan-Archiv 104:315–325

Ott H (1990) Biographische Gründe für Heideggers „Mentalität der Zerrissenheit". In: Kemper P (Hrsg) Martin Heidegger – Faszination und Erschrecken. Die politische Dimension einer Philosophie. Campus, Frankfurt/Main New York, S 13–29

Ott H (1992) Martin Heidegger. Unterwegs zu seiner Biographie. Durchgesehene u. mit einem Nachwort versehene Neuausgabe. Campus, Frankfurt/Main New York

Paykel ES, Myers JU, Pinelt LM, Klerman GL, Lindenthal JJ, Pepper MP (1969) Life event and depression: A controlled study. Arch Gen Psychiatry 21:753–760

Petzet HW (1977) Die Bremer Freunde. In: Neske G (Hrsg) Erinnerung an Martin Heidegger. Neske, Pfullingen, S 179–190

Petzet HW (1983) Auf einen Stern zugehen. Begegnungen mit Martin Heidegger. Societäts-Verlag, Frankfurt/Main

Pfizer T (1977) „Die Ausnahme". In: Neske G (Hrsg) Erinnerung an Martin Heidegger. Neske, Pfullingen, S 191–196

Post F (1994) Creativity and psychopathology. A study of 291 world-famous men. Bri J Psychiatry 165:22–34

Post F (1996) Verbal creativity, depression and alcoholism. An investigation of one hundred American and British writers. Bri J Psychiatry 168:545–555

Reich-Ranicki M (1995) Bin ich am Ende? Über den zehnten und letzten Band der Tagebücher Thomas Manns. Der Spiegel, Nr. 50, S 180–190

Rutschky K (1992) Erregte Aufklärung. Kindesmißbrauch: Fakten und Fiktionen. Klein, Hamburg

Safranski R (1994) Ein Meister aus Deutschland. Heidegger und seine Zeit. Hanser, München

Schmidt-Atzert L, Haubl R (1986) Selbstenthüllung von Kindern und Jugendlichen. Eine entwicklungspsychologische Analyse. In: Spitznagel A, Schmidt-Atzert L (Hrsg) Sprechen und Schweigen. Zur Psychologie der Selbstenthüllung. Huber, Bern Stuttgart Toronto, S 73–91

Schneppen A (30.12.1995) Manchmal kommt die Erinnerung nach Jahren zurück. Frankfurter Allgemeine Zeitung, S 7

Schwan A (1989) Politische Philosophie im Denken Heideggers, 2. um einen „Nachtrag 1988" erweiterte Aufl. Westdeutscher Verlag, Opladen

Schwarz F (1987) Entwicklung und aktueller Stand der Psychotherapie bei Psychosen. In: Rudolf G, Rüger U, Studt HH, (Hrsg) Psychoanalyse der Gegenwart. Vandenhoeck & Rupprecht, Göttingen, S 210–222

Schwarz N, Sudman S (eds) (1994) Autobiographical memory and the validity of retrospective reports. Springer, Berlin Heidelberg New York Tokio

Schwarz F, Bösselmann H, Hoschka A (1987) Symptom changes in schizophrenics and schizoaffective patients after psychotherapy. In: Huber W (ed) Progress in psyhotherapy research. Presses Universitaires de Louvain, Louvain-la-Neuve, pp 135–149

Sommer M (1979) Übergangsschwierigkeiten – Zur Konstitution und Prätention moralischer Identität. In: Marquard O, Stierle K (Hrsg) Identität. Wilhelm Fink, München, S 435–461

Staiger E (1977) Streiflichter. In: Neske G (Hrsg) Erinnerung an Martin Heidegger. Neske, Pfullingen

Steiner G (1989) Martin Heidegger. Eine Einführung. Hanser, München

Tellenbach H (1983) Melancholie, 4. Aufl. Springer, Berlin Heidelberg New York Tokio

Venohr W (1995) Der große König. Gustav Lübbe, Bergisch Gladbach

Weizsäcker CF v (1977) Begegnungen in vier Jahrzehnten. In: Neske G (Hrsg) Erinnerung an Martin Heidegger. Neske, Pfullingen, S 239–248

Winnicott DW (1964) Book review: memories, dreams, reflections by CG Jung. Int J Psychoanal 45: 450–455

Zorn F (1995) Mars, 17. Aufl. Fischer, Frankfurt/Main

Namenverzeichnis

Sachverzeichnis